JACK-LEE ROSENBERG
ORGASMUS
BEWEGEN
UND
ERREGEN

Simon + Leutner

Titel der Originalausgabe:
Total Orgasm
erschienen bei
Random House - Bookworks, USA 1973
This Translation is published by
arrangement with Random House Inc.
© 1973 by Jack Lee Rosenberg

Sonderausgabe 1994
© der deutschen Ausgabe by Simon + Leutner Verlag
Oranienstr. 24, 10999 Berlin
Übersetzung: Wolfram Mock, überarbeitet von Karen Heidl
Umschlag: Hans Vegt
Zeichnungen: Monika Wanner
Druck: PDC Paderborn

Alle Rechte vorbehalten.

Inhalt

Vorwort zur Neuauflage	9
Am Anfang...	15
Allgemeine Grundlagen	21
Übungsgrundlagen	27
Atmung und Bewegung	36
Der Orgasmus	45
Einzelübungen	55
Atmung - Bewegung - Energiefluß	56
Lockerung des Nackens und der Brust	60
Selbstmassage von Gesicht, Kopf und Nacken	64
Über einer Tonne	70
Aufprellen des Beckens	73
Beckenschaukel	74
Luftschnappen	77
Beckenheben	78
Bioenergetische Brücke	79
Erden gegen eine Wand	80
Auf allen Vieren	81
Ausruhen des Bauches	82
Auseinanderfallen der Knie	83
Kniekreisen	83
Der »kleine Vogel«	85
Der Scheidendruck	86
Der japanische Hodenzug	87
Hocken	88
Bioenergetisches Rumpfbeugen	89
Vortreten	91

Vorbemerkung zu den Partnerübungen	95
Partnerübungen	104
Das Spüren des anderen	104
Zwiegespräch der Augen	105
Lautlose Unterhaltung mit den Händen	107
Ich - Du	108
Begrüßung ohne Worte	112
Gesichtsmassage	117
Rücken an Rücken schaukeln	119
Wiederbeginn der Atmung	121
Beckenschaukeln	123
Beckenschaukeln von den Beinen aus	126
»Erden« der Energie	127
Beckenheben	127
Auf allen Vieren	128
Vertraue Deinem Körper	129
Selbstbefriedigung	130
Zusammenfinden	141
Wie Du Deinen Verstand verlierst...	157
Sexualität und Spiritualität	171
Wie dieses Buch entstand	182
Literaturauswahl	189

Jack-Lee Rosenberg
entwickelte während der letzten 25 Jahre eine neue faszinierende Therapieform, eine wirkungsvolle und ganzheitlich ausgerichtete Verbindung kognitiver und körperorientierter Therapieansätze.
Er lebt und arbeitet derzeit als Lehrer für integrative Psychotherapie in den USA. Es gibt von ihm außerdem das Buch *Körper, Selbst und Seele*, Oldenburg 1989.

Das Buch *Orgasmus* gehört zu den Standardwerken der humanistischen Psychologie. 1976 wurde es von Seterap in Berlin veröffentlicht und fand sofort größten Anklang. Es gehört zu den ersten Therapiebüchern, die in Deutschland Gestalttherapie und Bioenergetik bekanntmachten. Es ist nach wie vor aktuell und hat es daher verdient, 1993 in einer neu bearbeiteten Ausgabe herausgegeben zu werden; zumal es praktisch den Grundstein zum heutigen Verlag Simon + Leutner gebildet hat.

Vorwort zur Neuauflage

von Advaita Maria Bach

Seit elf Jahren arbeite ich im Feld der Sexualtherapie als Tantra-Lehrerin. Dadurch komme ich immer wieder in Berührung mit der weitverbreiteten Unfähigkeit vieler Menschen einen tiefen Orgasmus zu genießen, oder ihn überhaupt zuzulassen. Dafür ist fast immer eine sexuell repressive Erziehung verantwortlich. Zudem leiden viel mehr Menschen als allgemein angenommen unter den Spätwirkungen sexueller Traumata wie Inzest oder Mißbrauch. Häufig sind die auslösenden Situationen vollkommen verdrängt.
Sollten deshalb bei den Atem- und Bioenegetik-Übungen aus diesem Buch unerwartet heftige Reaktionen auftreten, wie etwa Agressionen oder Weinkrämpfe, dann sollte therapeutische Beratung aufgesucht werden.

Wilhelm Reich hat den Begriff von der "orgastischen Potenz" geprägt. Diese Potenz wird von den meisten Menschen nicht gelebt. Es bedeutet die Fähigkeit, sich so tief auf das Erleben der Sexualität einzulassen, daß die Beckenbewegungen *unwillkürlich* werden.
Wer dazu in der Lage ist, "macht" nicht mehr, sondern "es" geschieht sehr machtvoll, explodiert im Beckenbereich und expandiert dann über den ganzen Körper. Dazu müssen oft erst einmal viele Ängste und Abwehrhaltungen abgebaut werden. Die Übungen in diesem Buch sind dafür von unschätzbarem Wert für den einzelnen Menschen und für Gruppenleiter, die sich mit diesem Thema auseinandersetzen.
In meiner Praxis habe ich festgestellt, daß die meisten Menschen sich schwer damit tun, eine gewisse Zeit in ihrem

Privatleben auch wirklich freizuhalten, in der sie sich ihrer Sexualität, ihrem Partner, der Liebe widmen. Das Telefon abzustellen, einen Babysitter zu besorgen, die Arbeit Arbeit sein zu lassen fällt im modernen, leistungsorientierten Leben schwer. Ich möchte gerade deshalb allen Lesern dieses Buches besonders empfehlen, für eine bestimmte Zeit in der Woche oder sogar am Tag die Liebe wichtiger zu nehmen als andere Prioritäten im Leben.

Eine gesunde Beziehung zur eigenen Lust und Orgasmusfähigkeit ist ungeheuer heilsam und befreiend für den ganzen Menschen, nicht nur für seine körperliche Liebesfähigkeit. Seine Kreativität, seine Lebenslust, seine Fähigkeit zu entspannen nehmen zu. Anpassungszwänge lassen nach, das Selbstwertgefühl steigt, die sinnliche Wahrnehmung erweitert sich. Eine gestörte Sexualität zeigt sich in der ganzen Persönlichkeitsstruktur. Wie tief dieser Bezug ist, erstaunt die Menschen, die sich auf einen solchen Prozess einlassen, immer wieder.

Die Augen öffnen sich, die Schönheiten dieser Welt wahrzunehmen, die Brust wird weit, das Herz löst sich aus der Umklammerung alter Ängste, das Becken wird beweglich und lustbetont, die Ohren hören immer neue Nuancen in der Symphonie der Schöpfung, die Haut wird sensibel für all die facettenreichen Empfindungen, die in ihr wohnen...

Weithin bekannt ist der Unterschied zwischen dem männlichen und dem weiblichen Orgasmus. Frauen haben, oberflächlich betrachtet, mehr Schwierigkeiten, den Orgasmus zuzulassen. Männer haben mehr Schwierigkeiten mit der "ejakulatio praecox", dem vorzeitigen Samenerguß. Weit weniger bekannt ist die Tatsache, daß tatsächlich auch Frauen einen "vorzeitigen" Orgasmus haben, und daß es auch Männer gibt, die den Orgasmus nicht zulassen können. Alle Varianten beruhen auf einer Abwehrhaltung des Unbewußten. Auch der ganz schnelle Orgasmus - fast immer sehr flach in seiner Erregungskurve

– ist Abwehr einer tieferen Empfindung. Bei Frauen ist oft auch eine frühe Erfahrung mit gewaltsamem Eindringen verantwortlich, bei Männern das auf den Bereich der Sexualität übertragene Leistungsprinzip.

Dann gibt es die von der Natur angelegten Unterschiede. Der Mann ist etwas "heißer", das heißt, schneller erregbar; muß er sein, da er die Erektion braucht, um den Akt überhaupt zu vollziehen. Beim Mann regen sich oft zuerst die Lustgefühle, die seelische Komponente folgt eher der körperlichen. Daher das geflügelte Wort: "Männer wollen immer nur das Eine" – nämlich die schnelle sexuelle Befriedigung, ohne dem Seelischen Raum zu geben.

Während des Aktes kann er sich schwer *vollkommen* entspannen, da er immer eine gewisse Spannung braucht. Wenn er keinen Orgasmus haben kann, wohl aber eine Erektion, bedeutet das, daß er die Spannung überhaupt nicht loslassen kann. Kommt der Orgasmus ganz schnell, innerhalb von Sekunden oder Minuten, ist er übererregt. Auf der gänzlich unbewußten Ebene kann es eine Trotzhaltung gegenüber der Mutter bedeuten: "Dir gebe ich nichts!"

Die Frau braucht etwas länger, bis sie erregt ist, weil bei ihr alles etwas tiefer im Körper liegt. (An dieser Stelle fehlt der Raum, auch noch auf den jahrelang heftig diskutierten Unterschied von "klitoralem" und "vaginalem" Orgasmus einzugehen.) Die Spannung baut sich langsamer auf, klingt aber auch langsamer ab. Das Vorspiel ist wichtiger. Frauen haben eher zuerst die romantischen Gefühle im Oberleib, wo ihr Herz schlägt und ihre Brüste sich befinden. Die Tantriker sagen, beim Mann ist der Penis der positive Pol, die Brust der negative; bei der Frau sind die Brüste der positive Pol, die Genitalien der negative. Die Worte "positiv" und "negativ" sind hier strikt physikalisch zu verstehen im Sinne einer elektrischen Aufladung!

Die Lustgefühle im Becken folgen der seelischen Attraktion. Kann die Frau nur schwer oder gar keinen Orgasmus haben, bedeutet es oft auf der ganz unbewußten, verdrängten Ebene: "Ich habe Angst vor männlicher Gewalt!"

Meiner Erfahrung nach suchen Männer *und* Frauen tiefe Lust und tiefe Liebe, nur die Reihenfolge ist umgekehrt. Tiefe Lust hat starke seelische Komponenten, tiefe Liebe zwischen Mann und Frau hat starke körperliche Komponenten - im Grunde ist beides gar nicht zu trennen, da wir beides sind.

Eine frühe, massive Störung der Autosexualität ist häufig ein weiterer Grund für Orgasmushemmungen. Das beginnt meistens schon im Kleinkindalter, da schon der Säugling früh entdeckt, welche Körperteile sich am schönsten anfühlen. Ein "ba,ba, das macht man nicht" von der Mutter oder Kinderfrau reichen, um dem Kind das Gefühl zu geben, daß es etwas Unrechtes tut.

Ich kann mich noch gut erinnern, daß ich als Drei- bis Vierjährige häufig onaniert habe. Dabei hatte ich einen wahrhaft "kosmischen" Orgasmus: Auf dem Höhepunkt befand ich mich plötzlich im unendlichen Weltraum, tiefschwarz und voller Gestirne. Ein riesengroßes goldenes Auge erschien, ich wurde in die Pupille dieses Auges katapultiert und verlor die Schwerkraft, aber ich hatte keine Angst. Dieses Erlebnis hatte ich, sooft ich wollte. Es war mysteriös und geheimnisvoll. Ich erzählte aber niemandem davon, vielleicht weil ich unbewußt spürte, daß man mir den Spaß verderben würde. So geschah es denn tatsächlich: Meine Mutter erwischte mich eines Tages. Sie ist ziemlich verklemmt, und versuchte, mein Vergnügen zu stoppen. Nun, sie konnte mich im Weiteren nicht vom Onanieren abhalten, ich tat es halt heimlich, aber - das goldene Auge kam nicht mehr und auch der Weltraum öffnete sich nicht mehr.

Viel, viel später wurden mir die Gründe dafür klar. Am Anfang befand ich mich im Zustand "göttlicher Unschuld", der Orgasmus führte mich direkt in die Anschauung des kosmischen Zusammenhangs. Sobald das Schuldbewußtsein auftauchte in Person meiner Mutter, wurde diese direkte "Zusammenschau" gestört, in gewissem Sinne bis heute. Seit elf Jahren bin ich im Tantra zu Hause, das die Sexualität spirituell einbettet, dennoch muß ich heute einigen Aufwand betreiben an meditativer Vorbereitung, um diese Brücke vom Körper zum Geist zu schlagen. Die kindliche Leichtigkeit ist bis heute nicht wieder auferstanden.

Ähnliche Erfahrungen machen fast alle Kinder. Die lustfeindliche Konditionierung ist die Ursache eines Orgasmus-gebremsten, un-lustigen Lebens. Schuldgefühle fressen sich tief in den Körper, hinterlassen ungute Verspannungen in den Genitalien - bis hin zur Empfindungslosigkeit.

Das vorliegende Buch habe ich meinen Seminarteilnehmern hundertfach empfohlen. Gerade die absolut praktische Annäherung an das Thema der körperlichen Hingabefähigkeit gefällt mir als Tantrika.

Wenn Männer und Frauen, die das Buch lesen, die Übungen auch praktisch umsetzen, ist damit mehr gewonnen als mit dem endlosen Konsum psychlogisch-theoretischer Beziehungsliteratur, die sich im Augenblick großer Nachfrage erfreut. Das Buch ist ein Klassiker für jeden Körpertherapeuten - insofern freue ich mich über die Neuauflage.

Orgasmusfähigkeit ist wichtig für ein voll gelebtes menschliches Leben. Manche sagen, der Orgasmus ist der Ausgleich dafür, daß wir sterben müssen. Einzeller haben keinen Orgasmus. Als komplexer Organismus hat unser Körper eine begrenzte Lebensdauer. Einzeller sind sozusagen unsterblich - sie teilen sich einfach immer weiter. Hochentwickelte Organismen müssen sich vereinigen, um neues Leben hervorzubringen.

Im Tantra kann der Orgasmus der direkte Weg sein in die Erleuchtung, der einfachste, natürlichste Weg des Zulassens einer Kraft, die größer ist als Du und ich, aus der wir beide kommen, aus der alles Leben kommt. Ist es nicht am leichtesten, das abgrenzende Ego einfach aus schierer Lust loszulassen? Weil die orgasmischen Gefühle der Verschmelzung und Auflösung schöner sind als die ängstliche Enge des eigenen narzistischen, wohl behüteten, neurotischen Gefängnisses?

Möge diese Buch Ihnen helfen, orgasmisch und ekstatisch zu leben.

Wiesbaden, der 7. Juni 1993
Advaita Maria Bach[*]

---

[*] Advaita Maria Bach lebt in Wiesbaden und arbeitet dort in eigener Praxis als tantrische Sexualtherapeutin und Tantra-Gruppenleiterin. Bei Interesse an Ihrer Arbeit wenden Sie sich bitte direkt an sie: Adelheidstr. 84, 65185 Wiesbanden, Telefon 0611/374748

Am Anfang...

... gab es einen Mann und eine Frau. Sie kamen zusammen und zeugten Kinder. Seitdem haben wir das immer so gemacht. Doch das Bevölkern der Erde ist heute kein sinngebendes Ziel mehr - tatsächlich wird es von vielen eher abgelehnt -, insofern sind wir dem Ernst des Zusammenkommens enthoben. Es bleibt uns das ungetrübte Vergnügen.

Für viele hat sexuelle Vereinigung dennoch wenig mit Vergnügen zu tun; sie ist eine Art Verpflichtung oder Verrichtung, die aber mit wirklicher persönlicher Freude nichts mehr oder nur wenig zu tun hat. Für andere ist der Wunsch nach intensiverem Vergnügen mit dem schuldbeladenen Gedanken verknüpft, daß es so etwas nicht gibt.

Wenn Du Deine gegenwärtigen sexuellen Beziehungen für nicht schlecht, normal, ganz gut oder gar ausgezeichnet hältst, Dir aber wünschst, sie noch zu verbessern, dann ist dieses Buch genau das richtige für Dich.

Ich gehe hier davon aus, daß ein Orgasmus eine natürliche Körperfunktion ist, ähnlich etwa dem Niesen, und daß er, wie viele Körperfunktionen, eine Art Reflexhandlung ist. Unter den richtigen Voraussetzungen wird Dein Orgasmus einfach geschehen. Alles, was Du dann zu tun hast, ist, Dich ihm hinzugeben.

Um Dich aber Deinem Orgasmus hingeben zu können, mußt Du wissen, wie die richtigen Voraussetzungen zu schaffen sind. Ich stelle in diesem Buch einige Übungen vor, die Dir dabei helfen werden. Du wirst lernen, Deine Atmung und bestimmte Bewegungen einzusetzen, um in Deinem Körper Spannung und Energie aufzubauen, indem jene Bewegungen simuliert werden, welche unbewußt einem Orgasmus vorangehen. Wenn Du in dieser Weise vorgehst, wirst Du Erregung, Spannung und andere Körperempfindungen erfahren können, die Dir bisher vielleicht fremd waren. Sofern Du diese Erregung durch Deine Übungen wieder und wieder aufbaust, wirst Du lernen, mehr und mehr Erregung und Vergnügen zuzulassen. Ich werde zeigen, wie Du dieses intensivierte Vergnügen und die Erregung mit Deinem Partner teilen kannst, um beide noch weiter zu steigern und sie in einem sowohl Seele als auch Körper umfassenden, ganzheitlichen Orgasmus gipfeln zu lassen.

Es ist nach einiger Zeit und Übung möglich, Orgasmen zu erleben, die nicht ausschließlich auf Empfindungen im Genitalbereich beschränkt sind, die vielmehr Körper und Psyche vollständig erfassen; Orgasmen, die Dich kräftigen und erfüllen wie nie zuvor; Orgasmen, die in keiner Weise künstlich angetrieben werden, sondern ein natürliches Körpergeschehen sind.

Du wirst beim Üben zur Einsicht kommen, daß Du früher durch Selbstzwang einen Orgasmus erreicht hast, und daß genau dieses Zwingen jede Intensität des resultierenden Orgasmus blockiert.

Dieses Buch ist kein Sexhandbuch und keine Therapie oder gar ein Ersatz für eine Therapie. Es gibt viele Bücher, die beispielsweise »102 neue Stellungen« offerieren oder uns drängen, unsere Hemmungen fallenzulassen, um uns selbst dazu zu verpflichten, »alles, was angenehm ist«, auch zu tun. Viele dieser Bücher sind sicher hilfreich und haben Hand und Fuß, doch nachdem ich überzeugt war, daß bei mir alles in Ordnung sei, fragte ich mich, wie ich über eine bloße Zufriedenheit hinauskommen und es besser machen könnte.

Was ich hier vermittle, ist das Ergebnis meiner eigenen Suche nach Antworten auf persönliche, sexuelle Fragen, deren Beantwortung verknüpft ist mit den Erfahrungen aus jahrelanger Lehre dieser Übungen in Einzel- oder Gruppen-Gestalttherapien.

In dieses Buch habe ich verschiedene Elemente hineingebracht, und zwar aus dem Gestaltwahrnehmungstraining, aus der Tanz- und Bewegungstherapie (vor allem aus der Arbeit von Ann Halprin), aus grundlegenden Körpertherapien, wie der von Wilhelm Reich geprägten Bioenergetik, aus den Konzeptionen von Ida Rolf und Moshe Feldenkrais über die Bildung struktureller Muster sowie einige Asanas (Körperübungen) aus dem Hatha-Yoga. Außerdem fließen meine persönlichen Erfahrungen und die Ergebnisse aus meiner Arbeit als Therapeut ein. All diese Energiequellen sind in diesem Buch miteinander verknüpft.

In der Gestaltwahrnehmung lehren wir, daß es vor jeder Veränderung einer Lebensweise zuerst notwendig ist, sich zu vergegenwärtigen, wie man sich im allgemeinen verhält, wie man sich blockiert, wie man sich selbst daran hindert, sein eigenes Potential - hier und jetzt - umzusetzen. Wir betonen immer wieder nachdrücklich, daß jeder die Verantwortung für sein eigenes Verhalten erst durch die bewußte Wahrnehmung dessen gewinnt, was wirklich geschieht; erst dann eröffnet sich die Wahlmöglichkeit, mit dem Altbekannten fortzufahren oder es zu ändern. Der Schlüssel dazu ist:

❍ Solange Dir nicht bewußt ist, was Du tust, hast Du keine andere Wahl, als damit fortzufahren.

Die Übungen in diesem Buch ermöglichen Dir die Erfahrung, wie Du Dich selbst während der Vereinigung blockierst, Erregung, Spannung und Vergnügen nicht wachsen läßt. Erst wenn Du diese Blockaden spürst, hast Du die Möglichkeit, sie aufzubrechen.

Von Moshe Feldenkrais habe ich das Konzept des »Selbst-Bildes« übernommen: Weil sich jeder einem Bild entsprechend verhält, das er von sich hat, erwerben wir eine stark eingeschränkte Vorstellung von dem, wie wir sein und was wir mit unserem Leben und unserem Körper anfangen können. Wenn jemand wiederholt eine bestimmte Schwierigkeit erfährt, gibt er gewöhnlich die Handlung auf, die er so schwer zu meistern fand, bei der er nicht erfolgreich war, oder die sich irgendwie als unangenehm erwiesen hat. Er stellt eine Regel für sich auf, zum Beispiel: »Ich kann nicht tanzen« oder: »Ich bin von Natur aus nicht gesellig« oder: »Ich werde Mathematik niemals begreifen«. Die Begrenzungen, denen er sich so unterwirft, werden seine Entwicklung nicht nur in diesem Bereich aufhalten, den aufzugeben er sich entschieden hat, sondern auch auf anderen Gebieten; sie können sogar seine gesamte Persönlichkeit beeinflussen.

Wir eignen uns an, wie wir uns in unseren sexuellen Beziehungen, besonders beim Orgasmus, verhalten sollten, und wir unterwerfen uns eher dieser Verhaltensvorstellung, als daß wir unsere Gefühle ausleben. Die Bewegungsübungen in diesem Buch ermöglichen, den orgastischen Reflex als Gefühl zu erfahren. Du wirst in der Lage sein, diese Vorstellung von einem Orgasmus durch Deine wirkliche Erfahrung umzusetzen. Der Fluß der Bewegung, die zum Orgasmusreflex führt, ist wie ein Tanz. Ich schulde Ann Halprin, einer wunderbaren Frau und Tänzerin, größten Dank dafür, daß sie mir ihre Kenntnisse über rhythmische Bewegung und zeitlich richtiges Atmen vermittelte. So konnte ich Bewegungsabläufe entwikkeln, die direkt mit dem orgastischen Reflex verbunden sind. Wilhelm Reich widmete einen Teil seiner Forschungsarbeit der Entwicklung einer Psychologie des Körpers. Er bezog viele der Freudschen psychologischen Erkenntnisse auf die körperliche Dimension und arbeitete schließlich direkt mit diesen körperlichen Ausdrucksformen. Er fühlte, daß man seelische Erschütterungen im Körper durch muskuläre Muster und Spannungen ausdrückt, und seine Therapie schloß die Arbeit mit der Atmung der Patienten ein, um direkt das autonome oder »vegetative« Nervensystem zu beeinflussen. Ich übernahm aus Reichs Arbeit die theoretische Annahme eines Energieflusses im Körper und die Zielvorstellung, Offenheit für lustvolle Empfindungen entwickeln zu können.

Hatha-Yoga ist der Yoga des Körpers, er ist die Kunst, langsam loszulassen, sich selbst zu erlauben, sich zu entspannen. Viele der Übungen stammen aus diesem Yoga. Mit ihrer Hilfe schaffen wir eine innere Haltung, die es dem Körper ermöglicht, sich in ungewohnter Weise zu bewegen.
Tantra-Yoga, der Yoga, in dem die Erleuchtung durch sexuelle Vereinigung erlangt wird, ist zum größten Teil für westliche Menschen nicht geeignet, da es viele Jahre dauert, ihn zu meistern. Er trägt aber eine Theorie des seelischen Zusammenfindes bei, die für uns hier hilfreich ist, und auf die ich später eingehen werde.
Dieses Buch besteht aus einer Auswahl hilfreicher Methoden. Was sie gemeinsam haben, ist, daß sie wirken.
Berge von Literatur sind zum Thema Sex geschrieben worden, einige schwere Leitfäden voll wissenschaftlicher Daten, einige Ratgeber, viele Sexhandbücher oder Wie-fange-ich-es-an-Werke, die dem Leser detaillierte Anleitungen für den Geschlechtsverkehr, für das Erfreuen des Partners oder bloß allgemeine Informationen bieten. Alle diese Bücher setzen voraus, daß Dein Sexualleben, sofern Du nur den Schritten eins, zwei und drei folgst, erblühen wird. Diese Haltung ist hoffnungslos unrealistisch! Mein Standpunkt ist folgender:
Jeder Mensch muß die Verantwortung für sein eigenes sexuelles Vergnügen übernehmen, und angesichts der individuellen Unterschiede kann es kein feststehendes Verfahren geben.
Jeder Mensch muß lernen, wie er mit seinen eigenen Gefühlen sexueller Erregung in Berührung kommt und wie er sie zulassen und wachsen lassen kann.
Der Orgasmus ist ein Reflex, er läuft ab, wenn entweder Dein psychologischer oder Dein körperlicher Bezugsrahmen richtig ist (idealerweise beide). Er kann nicht künstlich getrieben werden, ohne das körperliche Lustempfinden zu beeinträchtigen.
Die meisten Sexhandbücher lenken die Aufmerksamkeit darauf, vor allem den Partner zu erfreuen. Ich möchte Dir jedoch zeigen, wie Du Dir selbst Lust bereitest. Es ist natürlich, einem

Partner Vergnügen zu bereiten, aber es ist leicht möglich, in eine »Leistungsfalle« zu tappen, in der Du Dich immer nur für die Lust der anderen Person einsetzt. Nach meiner Erfahrung ist das eher ein Mittel, Deine Spannungen zu erhöhen, nicht aber Dein Lustempfinden. Dies kann für beide Beteiligten schädlich sein, denn es führt leicht dazu, die Verantwortung für die Erregung auf einen anderen oder etwas anderes, etwa die Umstände, zu schieben.

Besondere gesundheitliche Probleme

Wenn Du im Augenblick wegen eines akuten körperlichen oder seelischen Leidens in ärztlicher Behandlung bist - zum Beispiel wegen einer Herzkrankheit, die jede Aufregung verbietet - oder wenn Du Dich in einer Psychotherapie befindest, die durch Beeinflussung Deiner Gefühle oder Deiner Erregung gestört werden kann, zeige dem Arzt dieses Buch, bevor Du beginnst. Diese Übungen werden Dich mit Deinen Gefühlen und Emotionen in Berührung bringen, was Deine Atmung und Erregung steigert. Wenn Dein Arzt oder Therapeut meint, daß dies seine Behandlung beeinträchtigen könnte, folge seinem Ratschlag; unterlasse dann diese Übungen.
Ich habe in meinen Übungsgruppen einige sehr gute Ergebnisse erzielt, als ich diese Übungen mit nicht orgasmusfähigen Frauen durchführte - sie begannen zu fühlen, daß sie mehrfache Orgasmen haben können. Dasselbe gilt für Männer mit vorzeitigem Samenerguß. Doch möchte ich noch einmal ausdrücklich betonen, daß dieses Buch für niemanden geeignet ist, der schwere sexuelle Probleme hat - das heißt, für niemanden, der unfähig ist, eine Erektion zu erlangen, der an dauernder Impotenz oder an irgendeinem anderen Problem, das regulären Geschlechtsverkehr unmöglich macht, leidet. Solche Probleme übersteigen das Vermögen dieses Buches und sollten an einen befähigten Therapeuten herangetragen werden.

Allgemeine Grundlagen

Dein Erfolg mit diesen Übungen hängt davon ab, inwieweit Du Dir selbst erlaubst, Dich mit Deinen Körperempfindungen und Gefühlen vertraut zu machen - Dich zu entspannen und Dich Deinen natürlichen Gefühlen der Lebendigkeit und durchströmender Energie zu öffnen - der gleichen Energie und Lebendigkeit, die Du als sexuelle Erregung erfährst. Es kann keine Formel oder Anleitung dafür geben, wie das zu erreichen ist. Dennoch gibt es einige Prinzipien oder Anschauungen, auf denen diese Entwicklung basiert und die sie leiten. Es wäre gut für Dich, diese Grundlagen in Dein Bewußtsein aufzunehmen, bevor Du beginnst.

Zuallererst mußt Du begreifen, daß die Informationen, die Du benötigst, in Dir verborgen sind. Diese Informationen sind nicht in diesem Buch enthalten und können in keinem Buch enthalten sein, weil sie sich aus Deinen Erfahrungen von Erregung, des Lebendigseins, ergeben und letztlich daraus, daß Du dieser Erregung erlaubst, sich auf viele Arten in Deinem Leben, Deiner Arbeit, Deinen Spielen und vor allem in Deinen sexuellen Beziehungen auszudrücken.

Was Du brauchst, ist die Erfahrung dieser Erregung. Das ist zu erreichen, indem Du die Bewegungs- und Atemübungen anwendest, so daß Du die Möglichkeit hast, die Erregung und den Bewegungsdrang, die während der sexuellen Erfahrung ganz natürlich auftreten, zu empfinden, um sie nach und nach ein wenig mehr zuzulassen. Die Art Deiner Erfahrung dieser Gefühle läßt sich so beschreiben: Du läßt sie einfach geschehen.

O Laß Deinen Gefühlen freien Lauf!

Während Du mit den folgenden Übungen arbeitest, wirst Du Körperempfindungen und vielleicht Emotionen erfahren, die aus dem Nichts aufzusteigen scheinen. Es werden Gefühle auftauchen, die Dich überraschen, so zum Beispiel Freude, Erregung, Einsamkeit, Angst, Ärger, Kummer und andere. Es ist wichtig zu erkennen - da Du ja versuchst, mit Deinen Gefühlen in Berührung zu kommen -, daß diese Gefühlsausbrüche ein Zeichen des Erfolges sind, eindeutige Zeichen dafür, daß Du Dir selbst näherkommst.

Häufig sind Leute überwältigt von der Stärke und dem plötzlichen Auftreten von Gefühlen, die ihnen bisher unbekannt waren. Deshalb reagieren sie darauf mit Unsicherheit, mit Widerstand gegen die Gefühle, mit dem Wunsch, sich auf vertrauteren Grund zurückzuziehen, mit dem Wunsch, ihre Selbstkontrolle zurückzugewinnen. Vermeide das. Ein guter Orgasmus setzt den Verlust der Kontrolle voraus.

Überlasse Dich Deinem natürlichen Körperreflex.

Geh mit Deinem Körper mit.

Erlaube Dir, jedes Gefühl, das sich äußern möchte, zu erleben. Obwohl für Dich eine solche Erfahrung zuerst ungewohnt sein mag, wirst Du schnell sehen, daß Dein Körper lediglich eine natürliche, gesunde Reaktion auslebt und daß die heftigen Emotionen nach einer Weile vergehen.

Wenn Du die folgenden Übungen durchführst und *nichts* fühlst, dann läuft etwas falsch - Du hältst Dich zu stark zurück. Es ist jedoch schwer, für einen anderen Menschen zu sprechen. Hab keine Angst, etwas Neues kennenzulernen.

Sofern Du während der Durchführung der Übungen den Anstoß oder das Gefühl bekommst, eine bestimmte Sache anders, als ich es vorschlage, zu probieren, oder etwas ganz anderes zu versuchen, dann halte Dich nicht zurück.

Erinnere Dich aber an die grundlegenden Prinzipien dieses Buches. Solange sich Empfindungen in Deinem Körper und Deine Gefühle steigern, kannst Du nicht auf einem falschen Weg sein.

Tatsächlich kann es sehr gut möglich sein, daß Du auf der einzigen Fährte bist, die Dich zum Ziel führen kann.

Eine andere wichtige Grundlage dieser Arbeit bildet Deine Einstellung zum Vergnügen. Der Weg zu einem besseren Orgasmus besteht darin, sich selbst zu erlauben, Vergnügen zu empfinden. Hast Du Dir jemals gesagt: "Ich frage mich, ob ich das genießen soll" und dann entschieden, es nicht zu tun? Während Du Dich durch dieses Buch hindurcharbeitest, findest Du möglicherweise heraus, daß es Dir schwerfällt, Dich gut zu fühlen - sowohl geistig als auch körperlich. Im Kopf magst Du anfangen zu zweifeln, ob Du diese Übungen überhaupt machen solltest; eventuell verspannst Du Dich, während Du Dich bewegst, atmest und bei der Reise durch Deinen Körper angenehme Empfindungen erlebst, mit der Folge, daß Du zu atmen aufhörst und Dich nur noch bewegst. Ebensogut kannst Du der Tatsache begegnen, daß Dich diese Übungen mit einem *starken inneren Widerstand gegen Dein eigenes Vergnügen* konfrontieren. Eine Absicht dieses Buches liegt darin, Dir dabei zu helfen, Offenheit für Vergnügen und Erregung zu entwickeln.

Manche Leute meinen, es bliebe ihnen nichts für die Zukunft übrig, wenn sie sich jetzt wirklich losließen und sexuell erfreuten. In unserer Kultur gilt es als »erwachsen«, Vergnügen aufzuschieben und etwas für morgen zu »sparen«... wenn Du Deinen Kuchen jetzt ißt, wirst Du nichts haben, wenn Du hungrig bist; also läßt Du ihn herumstehen, bis er schlecht wird, und dann hast Du ebensowenig von ihm.

Andere haben eine heimliche Furcht, sie würden an zu großem Vergnügen sterben. In der Tat wird der Orgasmus in einigen Sprachen als »der kleine Tod« bezeichnet, wobei eine Analogie zwischen dem Orgasmus und dem letzten »Loslassen«, dem Tod, erkannt wird.

Wenn Du jetzt diese Gefühle bei Dir feststellen kannst, bist Du dabei, zu erkennen, wie Du Dich selbst vor dem Gefühl des totalen Orgasmus zurückziehst.

Im Liebesspiel ist die Absicht, Vergnügen aufzuschieben, selbstvereitelnd, weil sie dem Abblocken Deiner Erregung gerade dann, wenn sie sich aufbauen will, gleichkommt.
Betrachtet man ein spielendes Kind, gewinnt man eine klare Vorstellung, wie Erregung durchlebt werden kann. Kinder lassen sich buchstäblich von ihrer Erregung davontragen.
Erwachsene sind »kontrollierte« Kinder. Du beherrscht Dich selbst, indem Du Deine emotionalen Reaktionen dämpfst. Dazu kannst Du einen wirklich interessanten Versuch machen: Beobachte die Erregung eines spielenden Kindes und ahme diese Erregung nach... laß Dich herumspringen, bewegen und kratzen. Dann verlangsame das alles... nach und nach; nun bewege Dich nur noch halb so schnell. Verlangsame Deine Bewegungen immer weiter, und Du wirst herausfinden, daß Deine Körperbewegungen, wie das Kratzen eines Beines, Bewegen eines Fußes, Drehen des Kopfes etc., wirklich die gleichen Bewegungen sind, die das Kind in gesteigerter Form durchführt, während Du sie in Dir selbst beherrscht hast.
Denke über die Bedeutung der Redewendung »sei ruhig« nach. Wie kontrollierst Du Deine Erregung? Immer durch eine Beschränkung Deiner Bewegung und Deiner Atmung.
Höre zum Beispiel für einen Augenblick auf zu lesen und atme normal. Werde Dir Deiner Atmung bewußt... entspannt und ruhig. Nun stehe auf und bewege Deine Hüften im Kreise (dies ist eine Aufwärmübung, die im Tai Chi benutzt wird): vor-, seit-, rück- und seitwärts, ganz herum in einem sanften Kreis, immer wieder, ungefähr eine Minute lang.
Was ist jetzt mit Deiner Atmung los? Wie bei den meisten Leuten, atmest Du jetzt wahrscheinlich in eingeschränkten Stößen aus der Brust heraus. Die Bauchmuskeln sind fest angezogen. Kein Atemzug kann den Bauch erreichen. Tatsächlich kann so das sich bewegende Becken nicht atmen. Du hast Deinen Atem daran gehindert, in Dein Becken hinabzugelangen. Gleichzeitig hast Du jedes Aufkommen eines Gefühls oder einer Empfindung in diesem Bereich verhindert.

Du hast Deine Muskeln zusammengezogen und dadurch die Atmung nicht in Einklang mit der Bewegung gebracht, Du hast Deine Gefühle blockiert, Dich selbst »kontrolliert«. Aber der Tai Chi Übende hat diese Schwierigkeit nicht. Es ist für jeden anatomisch möglich, gleichzeitig zu atmen und sein Becken zu bewegen.

Darum geht es in der Tat bei meinen Übungen. Wenn Du auf diese Weise atmest und Dich bewegst, wirst Du Dich selbst antörnen - und zwar nicht, weil Du für irgend jemanden eine Show vorspielst oder einer idealen Vorstellung nacheiferst, sondern weil Dir dieses Atmen und diese Bewegung wirklich ein gutes Gefühl vermitteln werden.

Vielleicht erfährst Du keine Schwierigkeiten mit Deiner Atmung; vielleicht fiel Dir die Tai Chi Übung ganz leicht; vielleicht gehörst Du zu den Glücklichen, die leicht Vergnügen genießen können.

Ich habe zum Beispiel eine Freundin, die sagt, sie sei multiorgastisch. Sie hat so viele Orgasmen, wie sie will, und sie behauptet: »Ich mach' nicht all dieses Atmungszeug, um einen Orgasmus zu haben. Ich weiß nicht, wovon Du redest. Ich fahr' einfach ab, immer weiter und weiter; es ist wie eine Spirale. Ich komme immer höher. Ich verstehe nicht, warum Du dieses Zeug über Atmen und so weiter schreibst.«

Ich begann sie darüber zu befragen, was sie automatisch macht, wenn sie mit dem sexuellen Vorspiel beginnt. Sie atmet schnell, gellend, mit viel Geräusch (sie ist sehr nach außen gerichtet) und bringt wirklich ihren ganzen Körper in ihre sexuelle Erfahrung ein, bevor sie mit dem Geschlechtsverkehr beginnt, vor dem Eindringen.

Unglücklicherweise wurde sie wegen ruhestörenden Lärms angezeigt und schon von mehr als einem Vermieter aufgefordert, auszuziehen. Aber in ihrem Leben gibt es keinen Mangel an Lust und Vergnügen. Wenn man wie sie ist, wird nicht dieses Buch gebraucht, sondern lediglich ein guter Anwalt!

Schließlich sind die Übungen in diesem Buch eine Ausbildung der Wahrnehmungsfähigkeit. Wenn Du beginnst zu erfahren (und nicht etwa darüber nachzudenken), wie Du während des Geschlechtsverkehrs atmest, Dich bewegst und fühlst, wirst Du Dich selbst besser kennenlernen und Dir die Möglichkeit eröffnen, Dich von den Verhaltensmustern zu trennen, die zuvor Dein Vergnügen blockierten. Selbst wenn Du Dich dafür entscheidest, diese Übungen nicht in Dein orgastisches Muster oder Dein Liebesleben einzubinden, wirst Du beim Lesen dieses Buches darüber nachgedacht haben, was Dein gegenwärtiges Muster ist, wie Du Dich während des Geschlechtsverkehrs fühlst, wo und wann Du was getan hast. Du wirst einen großen Schritt dahin gemacht haben, Dich selbst ein wenig mehr zu lieben. Schließlich wirst Du erfahren, wo Du momentan stehst, und somit erkennen, daß es für Dich vielleicht eine Wahl gibt. Folge Deinen Gefühlen und sei gespannt, wohin sie Dich führen.

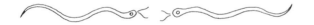

Übungsgrundlagen

Einige der Übungen in diesem Buch sollen allein durchgeführt werden, andere mit dem Partner. Da sich die beiden Arten von Übungen etwas voneinander unterscheiden, habe ich sie in getrennten Abschnitten des Buches untergebracht. Es ist so angelegt, daß Du eine Woche oder länger alleine übst, bevor Du mit einem Partner probierst.
Es wäre vorteilhaft, wenn Dein Partner seine Einzelübungen zur gleichen Zeit wie Du beginnt. So werdet Ihr ungefähr gleich vorbereitet sein, wenn Ihr Eure gemeinsame Arbeit beginnt. Übt jedoch zumindest am Anfang nicht gleichzeitig im selben Raum oder in irgendeiner anderen Situation, in der Ihr auf andere Rücksicht nehmen müßt. Wählt stattdessen lieber einen Ort, an dem Ihr alleine mit Euch selbst die Übungen genießen könnt - wo jeder von Euch etwas für sich tut, für sich selbst Zeit aufwendet, nichts vollbringen will, Euch nichts zu lernen vornehmt, sondern Euch einfach erlaubt zu »sein«.
Eine solche Haltung mag Dir wie ein Luxus erscheinen, Du bist vielleicht nicht daran gewöhnt, gut zu Dir selbst zu sein. Es lohnt sich und ist sehr wohltuend, sich diesen Luxus zu gönnen, obgleich es einige Zeit dauern wird, bevor Du Dich ihm wirklich hingeben kannst. Aber Du solltest gleich damit beginnen. Dir selbst Vergnügen zu bereiten ist ein absolutes Muß für die Verbesserung Deines Sexuallebens - sei begierig! Sobald Du versuchst, etwas zu erzwingen, wenn Du Dir selbst ein Ziel setzt oder probierst, durch Anstrengung ein Problem zu lösen, bist Du dazu verurteilt zu scheitern. Eine erfolgreiche Entfaltung eines genußvollen Sexuallebens setzt voraus, daß Du Dir selbst erlaubst zu genießen. Bemühe Dich lediglich,

Dich in diese Übungen zu vertiefen. Sie sind für Deinen ganzen Körper gedacht, nicht nur für Deinen Kopf.

Wenn Du erst einmal in die Einzelübungen eingestiegen bist, wirst Du mit der Zeit einige Veränderungen Deiner eingefahrenen körperlichen Muster und Bewegungen spüren. Vielleicht werden die Veränderungen zunächst gering sein, sie werden aber ausreichen, um Dir ein Gefühl dafür zu vermitteln, worum es bei diesem Ansatz überhaupt geht. Vielleicht wirst Du Deiner sexuellen Erfahrung mehr Aufmerksamkeit widmen und Dich weniger angespannt fühlen; möglicherweise wirst Du leichter atmen oder Deine eigenen Gefühle bewußter wahrnehmen.

Du wirst eventuell öfter urinieren müssen. Durch die Übungen öffnet sich das Becken, Du achtest auf die Schließmuskeln der Blase, und es ist jetzt schneller zu spüren, daß sie angespannt sind. Wenn Du sie entspannst, fühlt es sich an, als müßtest Du häufiger urinieren, so daß Du vielleicht Deine Übungen unterbrechen mußt. Mach Dir keine Gedanken darüber. Eine Zunahme an Flatulenzen ist ebenfalls ein Zeichen dafür, daß sich Deine inneren Verfestigungen lösen. Einige Kontrollmechanismen, die wir gewöhnlich über unseren Körper ausüben und die uns zu Erwachsenen - im Gegensatz zu Kindern - machen, geben nach. Das heißt nicht, daß Du nicht wieder die Kontrolle über diese Funktionen gewinnen kannst. Es bedeutet nur, daß Du wieder für sie sensibilisiert bist, genauso, wie Du sexuelle Erfahrung wieder tiefer empfindest - anstatt sie abzuschalten.

Wenn Du diese Veränderungen erst einmal wahrnimmst, wirst Du bereit sein, den Prozeß mit einem Partner fortzusetzen. Zuerst mußt Du Dich entscheiden, mit wem Du üben wirst. Es mag Dich überraschen, daß ich vorschlage, *nicht* unbedingt mit Deinem Ehepartner oder gewohnten Sexualpartner zu arbeiten. Du solltest Dir das aber genau überlegen. Der Wechsel kann etwas zu dem Lernprozeß beitragen und Dich dahin bringen, ein paar Deiner üblichen Muster und Spiele, in denen die Verantwortung hin- und hergeschoben wird, zu vermeiden. Du kannst so auch vermeiden, den Übungscharakter in die Liebesbeziehung mit Deinem Lebensgefährten hineinzutragen. Ich versuche in keiner Weise, Dich Deinem Sexualpartner zu entfremden.

Dieses Buch zielt darauf ab, zu Deinem Vergnügen beizutragen, nicht darauf, Deine Liebesbeziehung zu gefährden. Ich habe jedoch herausgefunden, daß zwei Menschen, die aneinander gewöhnt sind, dazu neigen, ihre überkommenen Reaktionsmuster in neue Situationen einzubringen; das kann die neuen Bewegungsmuster, die Du gerade zu entwickeln versuchst, beeinträchtigen.

Egal, ob Du mit Deinem Lebensgefährten übst oder nicht, Du brauchst unbedingt jemanden, mit dem Du Dich sehr wohl fühlst. Wenn das Verhältnis nicht ungezwungen ist, wenn Ansprüche oder Hilfserwartungen eine Rolle spielen, wirst Du unfähig sein, Dich Deiner eigenen Erregung und Deinem Genuß hinzugeben. Das kann dahin führen, daß Du Deine Spielchen weiterspielst, zu gefallen suchst, eine Show abziehst oder auf jemanden wartest, der Dir irgend etwas beweisen soll.

Es ist nicht unbedingt notwendig, völlig nackt zu sein, und Ihr werdet während der Übungen keinen geschlechtlichen Kontakt haben. Die Abbildungen in diesem Buch zeigen den Körper nackt, um die Bewegungen klarer zu veranschaulichen. Diese Überlegungen mögen es Dir erleichtern, mit jemand anderem als Deinem Gefährten zu üben.

Bedenke auch die Möglichkeit, Dir einen gleichgeschlechtlichen Partner zu suchen. Es ist vielleicht einfacher, jemanden des gleichen Geschlechts zu finden, mit dem Du Dich beim Üben wohlfühlst, und der Dein Interesse an der Ausführung dieser Übungen teilt.

Die Frage nach der Wahl Deines Partners möchte ich noch etwas vertiefen. Ich rate, auf Gefühle in bezug auf die gewählte Person zu achten. Findest Du ihn oder sie anziehend? Jemand,

der einen abstößt, ist nicht geeignet. Sieh Dich nach jemandem um, dessen Gegenwart Dir gut tut, und den Du so hinnehmen kannst, wie er oder sie ist, ohne daß einer von Euch das Gefühl hat, den anderen ändern zu wollen.
Behalte auch das Problem von Verwicklungen im Bewußtsein. Such Dir niemanden aus, der Dein Leben durcheinander bringen könnte. Ein verheirateter Mann zum Beispiel, der sich seine Sekretärin zum Üben wählt, könnte Ärger heraufbeschwören. Man benötigt eine wohlige, angenehme und vor allem *unbelastete* Situation.
Emotional belastete Umstände werden nicht dabei helfen, den Inhalten dieses Buches zu folgen.
Schließlich solltest Du sicher sein, daß Dein voraussichtlicher Partner an den Übungen ebenso interessiert ist wie Du und nicht bloß mitmacht, um Dir einen Gefallen zu tun.
Es kann übrigens auch vorteilhaft sein, wenn zwei Paare gemeinsam arbeiten; mehr Leute sollten allerdings nicht zusammenkommen, weil sonst die Gruppenerfahrung das Übergewicht erhält: man würde das Gespür für die eigene Entwicklung verlieren.
Diese Übungen sind für Dein Wahrnehmungstraining gedacht. Sie sollten langsam und mit sehr viel Aufmerksamkeit für das, was in Dir geschieht, ausgeführt werden. Halte Deine Übungen und Dein Liebesleben getrennt, aber lebendig, dann wird hoffentlich beides besser werden!

Der Übungsort

Nimm Dir ein Zimmer oder einen Raum, den Du magst... den Ihr beide mögt, wenn Du mit einem Partner übst. Er sollte irgendwo sein, wo Du weder von einem Eindringling noch von zu viel Lärm gestört wirst. Die Raumtemperatur sollte »körperwarm« sein, so daß Du Deine Kleidung ohne Gänsehaut ausziehen kannst, Dich aber auch ohne zu schwitzen bewegen kannst.

Vorausgesetzt Du hast Dir den Raum gesucht und stehst jetzt darin: Lege Dich einen Augenblick auf den Rücken. Was hörst Du? Musik, Straßenverkehr oder Geräusche werden Dich davon abhalten, Dir selbst genau zuzuhören. Außerdem werden äußere rhythmische Geräusche, wie Musik, die Entwicklung Deines inneren Rhythmus stören. Versuche, eine Tageszeit zu finden, in der der Hintergrundlärm in dem Raum möglichst gering ist.

Der Fußboden ist gewöhnlich der beste Übungsplatz, obwohl ein Bett, sofern es breit ist, auch geht. Sofern ein Bett benutzt wird, mußt Du das Gefühl, über die Kante zu fallen, ausschalten können. Wenn Du alleine übst, mag ein Doppelbett ausreichen. Ich bin ganz sicher, daß für die Partnerübungen ein Bett unterhalb des King-size-Format nicht genügt. Wahrscheinlich werdet Ihr schließlich doch auf dem Fußboden üben. Dort bietet sich mehr Platz für die Bewegung und mehr Festigkeit für die Erdungsübungen. Noch ein Grund für die Übung auf dem Fußboden: es hilft, die Übungen von Deinem Liebesleben getrennt zu halten (einmal vorausgesetzt, daß sich dies meist im Bett abspielt).

Sofern auf dem Fußboden kein Teppich liegt, wirst Du eine Polsterung benötigen, die ausreicht, um Dir von unten einen angenehmen, aber festen Halt zu gewähren. Vielleicht reichen ein Schlafsack oder ein paar Decken.

Wer gern im Freien üben möchte: nichts könnte an einem schönen, milden Tag besser sein! Es sollte aber ein im Haus gelegener Ausweichort für kalte oder regnerische Tage vorhanden sein, um die Übungen nicht von der jeweiligen Wetterlage abhängig zu machen. Und noch etwas: Suche die Gegend genau nach Ameisenhaufen und Bienenstöcken ab, bevor Du beginnst!

Was ist von Wasserbetten zu halten? Nicht viel. Auf ihnen zu üben, bringt nichts. Wenn Du Dich auf diesem Bett bewegst und zum Beispiel nach unten drückst, stößt es sofort wieder zurück und setzt eine wellenförmige Bewegung um Dich herum in Gang. Genau wie Musik oder Lärm wird diese Bewegung Deine Fähigkeit überlagern, während der Übungen nur auf Dich selbst zu hören, und alles ist umsonst. Das gleiche gilt für Luftmatratzen. Nimm lieber etwas Festes, zum Beispiel Isomatten.

Die Impulse, die Du benötigst, um Dein sexuelles Vergnügen zu steigern, müssen aus Dir selbst kommen. Du kannst sie von keinem Partner erhalten; Du kannst sie nicht aus diesem Buch erhalten. Du wurdest mit ihnen geboren. Finde einen störungsfreien Übungsraum und stimme Dich auf Deine eigene innere Musik ein.

Die Übungszeit

Welche Tageszeit ist gut geeignet, die Übungen durchzuführen? Grundsätzlich jede Zeit, die Dir paßt und mit den folgenden Überlegungen übereinstimmt:

Erst einmal solltest Du Dich ausgeruht fühlen, wenn Du mit den Übungen beginnst. Morgens nach dem Aufstehen oder gleich nach einem Schläfchen ist deshalb ideal. Die Übungen sind dazu da, daß Du Dich Dir selbst öffnest. Es geht darum, Deine Muskeln zu entspannen, Deine Atmung zu regulieren und auf das zu lauschen, was in Dir vor sich geht. Ein ermüdeter Körper verschließt sich, das ist seine natürliche Abwehrreaktion.

Wenn Du müde bist, und Dein Körper angefangen hat, sich abzuschließen, Du ihn aber weiter zum Üben drängst, wird er sich nur noch mehr verschließen wollen. Zu solchen Zeiten zu üben, wird enttäuschend sein und wenig bewirken. Der grundlegende Gedanke der Einzelarbeit ist: Ich möchte mir selbst etwas Gutes tun. Ruhe Dich aus, bevor Du anfängst.

Wie weiter oben schon bemerkt, sollte man sich in einen Raum zurückziehen, in dem man sich möglichst wenig äußeren Reizen aussetzt. Dieser Gedanke gilt ebenso für innere, aber von außen zugeführte Reize wie Alkohol, Tabak oder

Haschisch. Genehmige Dir vor den Übungen keine Anregungs- oder Beruhigungsmittel. Sie werden Dich bloß von Dir selbst ablenken, und Deine Bemühungen werden erfolglos verlaufen. Die beste Zeit für die Übungen ist dann gekommen, wenn Du ruhig und klar bist.

Falls Du in einer Stunde zu einer bedeutsamen Verabredung eilen mußt, ist das kein guter Zeitpunkt für den Übungsbeginn. Schaffe Dir eine Nische aus Zeit und Raum, schwelge darin - wende Dich Dir selbst zu.

Es ist am besten, einige Wochen beständig zu üben. Folge natürlich Deinen Gefühlen, aber plane von Anfang an eine Übungsweise ein, bei der Du mindestens einmal täglich zwei, drei Wochen, oder wie lange auch immer, arbeitest, bis Du meinst, »es herauszuhaben«. Wenn Du erst einmal begonnen hast, wirst Du verstehen, was es bedeutet, »es herauszuhaben«. Führe Dir vor Augen, daß jeder Mensch einzigartig ist, jeder benötigt den für ihn angemessenen Zeitaufwand.

Manche brauchen nur einige Durchgänge der Atemübungen, und sie haben es heraus. Andere brauchen länger, um ihren Rhythmus zu finden. Du wirst daran arbeiten, ein Gefühl für Deinen eigenen, natürlichen Rhythmus zu entwickeln. Das dauert so lange, wie Du eben dazu brauchst. Wenn Du nach sieben oder acht Sitzungen noch unsicher bist, was Du erreicht hast, berate Dich mit Deinem zukünftigen Partner (der Person, die die Partnerübungen mit Dir machen wird und jetzt, wie Du, allein arbeitet). Je entspannter Du bist und je häufiger Du übst, desto früher wirst Du bereit sein, mit einem Partner zu arbeiten.

Die Übungen sind in einer Abfolge aufeinander aufgebaut, dies gilt sowohl für die Einzelübungen als auch für die Partnerübungen. Wir fangen immer mit dem Kopf an, gehen zu den Augen, hinunter zum Kinn und zum Mund, dann zum Nacken und zum oberen Brustbereich über. Daraufhin gleichen wir die Atmung aus (Brust-Bauch-Atmung), gehen anschließend zum Becken über und bringen dann die Energie in die Beine hinunter, um sie zu »erden« - das gibt Dir ein Gefühl von Energie in den Füßen -, begeben uns schließlich wieder hinauf, damit wir zu guter Letzt daran arbeiten können, diese Bewegungsabläufe aufeinander abzustimmen.

Deine innere Einstellung

Wenn Du mit den Einzelübungen beginnst, behalte die folgenden Punkte im Bewußtsein:

○ Es gibt wirklich nichts zu vollbringen, es gibt kein Ziel. Dieses Vorhaben ist viel leichter, als es scheint.

○ Dränge Dich nicht!

Denn durch Drängen kannst Du keinen Kontakt aufnehmen. Drängen war außerdem wahrscheinlich die Empfindung, die all diesen Jahren dem Sex zugrundelag.

○ Entspanne Dich!

Du brauchst Dich nur den Gefühlen und dem Rhythmus zu öffnen, mit dem Du geboren wurdest. Das ist ein sanfter Vorgang.

○ Sei nett zu Dir!

Dies ist eine spielerische Erfahrung für Dich. Du hast nichts zu verlieren oder zu vollbringen. Niemand kann Dich sehen, dies ist Dein persönliches Geheimnis. Was immer Du während dieser Übungen in Deinem Raum machst, es dient Deinem Vergnügen.

○ Genieße Dich selbst!

Meine innere Einstellung

Häufig habe ich beim Darstellen der Übungen festgestellt, daß ich »er oder sie macht dies« oder »laß ihn oder sie jenes tun« schrieb oder in anderer Weise die männlichen und die weiblichen Pronomen gebrauchte.

Es wurde unmöglich plump mit der Wiederholung beider Formen fortzufahren, eine nach der anderen, ständig die Reihenfolge wechselnd. Andererseits richtet sich dieses Buch ja nicht ausschließlich an lediglich eines der beiden Geschlechter, und deshalb war ich der Meinung, nicht nur entweder *Er* oder *Sie* gebrauchen zu dürfen.

Die von mir gewählte Lösung geht dahin, in diesem Buch meistens *Er* zu benutzen, wenn ich mich auf das gerade Deiner Lage entsprechende Geschlecht beziehe. Wenn Du, der Leser oder die Leserin, mit einer Frau arbeitest, dann setze in Deinem Bewußtsein überall *Sie* ein, wenn ich *Er* sage und so weiter. Und sei nachsichtig mit mir.

Wir brauchen eine neue persönliche Fürwortform in unserer Sprache, aber diese Aufgabe übersteigt meine Kompetenz.

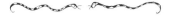

Atmung und Bewegung

Die Atmung ist die grundlegende Funktion Deines Körpers. Ohne sie versagen alle seine Systeme. Sie ist die erste innere, der Selbsterhaltung dienende Tätigkeit, die Dein Körper vollzieht, wenn Du in diese Welt eintrittst. Dennoch nimmst Du diese wichtige Tätigkeit wahrscheinlich als gegeben hin.
Dieses Buch geht davon aus, daß Du nie über Atmung und Sex im Zusammenhang nachgedacht hast, und daß Du niemals die zentrale Rolle erkannt hast, die das Atmen in Deinem Liebesleben spielt.
Bis zu einem bestimmten Grad kannst Du Deinen Atem leicht kontrollieren. Die Beziehung zwischen ihm und anderen Körperfunktionen und -tätigkeiten ist ziemlich vielschichtig. Ich möchte hier nur über Atmung, Bewegung und Emotionen und darüber, was sie mit Sex zu tun haben, sprechen.
Die Atmung ist direkt mit den Gefühlen verbunden.
Jede gefühlsmäßige Reaktion von Dir verändert sofort Dein Atmungsmuster.
Umgekehrt kannst Du durch bewußte Änderung Deiner Atmung Deine Emotionen und Gefühle verändern. Viele Entspannungstechniken (und Yogaübungen) sind auf diesem Prinzip aufgebaut.
Erregung, das Gegenteil der Entspannung, wird ebenso durch ein verändertes Atmungsmuster erreicht. Dazu dienen meine Übungen. Als ein Ergebnis der Übungen wirst Du während des Geschlechtsverkehrs mehr Energie oder »Aufladung« spüren. Diese gesteigerte Energie wird in einem intensiveren Orgasmus münden.
Körperbewegungen sind auch eng mit Emotionen verbunden. Es ist möglich, Deine Gefühle zu verändern, indem Du Deine

Bewegungsweise änderst. Wenn Du zum Beispiel tanzt, magst Du Dich glücklich fühlen. Wenn Du Dich depressiv und niedergeschlagen fühlst, hängen Deine Schultern durch. Es ist fast unmöglich, sich niedergedrückt zu fühlen, wenn man mit zurückgezogenen Schultern und herausgedrückter Brust dasteht.

Auf diese Weise hängen Bewegung und Atmung unmittelbar mit den Emotionen zusammen. Das heißt, sowohl Deine Atmungs- als auch Deine Bewegungsweise beeinflussen Deine Empfindungsweise und umgekehrt! Dieses Prinzip läßt sich offensichtlich auf sexuelle Gefühle und die Art, sie auszudrücken, anwenden.

Wenn Du die Wirkungsweise eines Orgasmus studierst, erkennst Du, daß richtige Atmung und richtige Bewegung Dich zu einem gefühlsmäßigen Hoch führen und die Voraussetzungen aufbauen werden, die nötig sind, um Deinen Orgasmusreflex auszulösen. Die Übungen in diesem Buch werden Dich in diese richtige Atmung und Bewegung einführen, die Du als wellenförmigen Energiestrom erfahren wirst, der in Deinem Körper hinauf- und hinunterfließt. Sie werden Deine Erregung steigern und sie über Deinen ganzen Rumpf, Deine Arme und Beine ausbreiten.

Während Du mit einem Partner übst, wirst Du lernen, wie Du in seiner Gegenwart diesen Rhythmus und diese Ladung aufrechterhalten kannst.

Man nimmt an, daß der »natürliche Mann« oder die »natürliche Frau«, die vollkommen entspannt sind und ihren Mittelpunkt ständig in der Gegenwart haben (ein wesensmäßiger Zustand, den ich noch anstrebe), keine Energieblocks und keine Schwierigkeiten haben würden, ihre Ladung bis zu einem totalen Orgasmus aufzubauen. Weiterhin nimmt man an, daß Du oder ich lernen müssen, zu erkennen, wo wir in unseren Körpern den Energiefluß blockieren, wo wir Gefühle zurückhalten, wo wir Verspannungen speichern und welche Muster wir sowohl in unserer Atmung als auch in unseren Bewegungen entwickelt haben, die unsere natürlichen Reaktionen unterbrechen, vereiteln und uns dadurch hindern, unser orgastisches Potential zu verwirklichen.

In diesem Buch gebrauche ich den Begriff *Erregung* zur Bezeichnung der erhöhten Energiefreisetzung, die in Deinem Körper auftritt, wenn Du stark an etwas Anteil nimmst oder einen starken »Kontakt« hast - Gefühle des Ärgers, der Vorahnung, der Freude und so weiter. Mit wachsender Erregung erhöht sich *immer* der Stoffwechselumsatz (wobei sich im Körper gespeicherte Nährstoffe mit Sauerstoff verbinden), so daß Du mehr Luft brauchst.

Da die Atmung der empfindlichste Maßstab für jede emotionale Erfahrung ist, ist es wichtig, auf Deine erhöhte Erregung mit vermehrter und vertiefter Atmung zu reagieren. Statt dessen versuchen viele Leute, ihre Erregung zu kontrollieren und manipulieren ihre Atmung, während sie »ruhig, kühl und gesammelt« bleiben.

Viele Leute neigen zum Anhalten ihres Atems, weil die tiefe und volle Atmung ihre Gefühle verstärkt und diese Gefühle, die häufig unangenehm sind, machtvoll ihre Aufmerksamkeit auf sich ziehen. Unglücklicherweise führt die Atmungsbeschränkung, mit der unangenehme Gefühle unterdrückt werden, ebenso zu einer Einschränkung von lustvollen Gefühlen. Die subjektive Erfahrung einer Atemhemmung, die durch den Versuch eines Menschen, seine Erregung zu beherrschen, erzeugt wurde, gleicht einer Beschreibung der Angst. Es handelt sich um die Erfahrung, Luft in die Lungen bekommen zu wollen, die durch zusammengezogene Muskeln der Brust und des Zwerchfells bewegungsunfähig sind. Das Wort *Angst* kommt von *angusta* - Enge -, was den Zustand der unfreiwillig zusammengepreßten Brust beschreibt.

Durch Beobachtungen im Tierreichs wird offenbar, daß jeder plötzlich erschreckte Organismus seine Bewegungen und seine Atmung anhält und gleichsam einfriert. Denken wir einmal an den Aufscheuchungsreflex eines Hasen oder Rehs, das an einer Autostraße überrascht wird. Auch wir Menschen wenden diese primitive, lebensrettende Instinktsreaktion immer dann an, wenn plötzlich unsere volle Aufmerksamkeit benötigt wird. In solchen Zeiten sind die bloßen Geräusche und Muskelbewegungen, die das Atmen mit sich bringt, eine Quelle der Ablenkung, so daß wir versuchen, sie loszuwerden, indem wir entweder flach atmen oder den Atem anhalten. Man kann dieses *Notfallverhalten* unbegrenzt ausweiten - oder es umlenken, um damit andere Formen der Erregung zu beherrschen, zum Beispiel sexuelle Erregung.

○ Immer wenn Du versuchst, Dich selbst zu beherrschen, schränkst Du automatisch Deine Körperbewegung ein.

Du hältst Dich starr, um sogar oberflächliche Bewegungen zu vermeiden, und diese Starre verhindert ebenso, daß Du Deine Gefühle spürst, denn Bewegung *ist* Gefühl.
Früher schlug ich eine Übung vor, bei der das Becken in einer kreisenden Bewegung herumgeschwenkt wird. Die meisten Leute halten bei dieser Bewegung den Atem an.
Während sexueller Erregung wird der Atemstrom in gleicher Weise beeinträchtigt, häufig wird er gerade dann abgeklemmt, wenn mehr Luft benötigt wird.
Bewegung ist ein natürlicher Teil des Lebendigseins. Je lebendiger Du bist, desto spontaner sind Deine Bewegungen, und dann kann Dein Körper auf natürliche Weise Deine Gefühle ausdrücken. Ohne Bewegung gibt es *keine* Gefühle. Du verlierst das Gefühl zu einem bewegungslosen Körperglied, und Du mußt es wieder bewegen, um das Gefühl zurückzuerlangen. Da die Tiefe Deiner Atmung auf die Heftigkeit Deiner Gefühle einwirkt, können unterdrückte Gefühle durch Atmen wiederbelebt werden. Tod heißt *keine* Bewegung, *keine* Atmung, *kein* Gefühl.

○ Ganz lebendig zu sein heißt, tief zu atmen, stark zu empfinden und sich frei zu bewegen.

Es ist möglich, eine Handlung - zum Beispiel quer durch ein Zimmer zu gehen - mit wenig oder keinerlei Anstrengung zu perfektionieren, sanft, fast gleitend. Ein geübter Tänzer oder ein Zen-Mönch vermittelt oft diesen Eindruck, jede Bewegung ist koordiniert, keine Bewegung ist unnötig. Es macht Freude, solche Bewegungen zu betrachten - und es ist eine innere Freude, sich so bewegen zu können.

Es ist ebensogut möglich, denselben Raum zu durchqueren und diese Reise sehr schwierig zu gestalten, indem man eine Menge Muskeln unnötigerweise gebraucht und große Anstrengung ausdrückt. Wenn Du bei jemandem diese Art der Bewegung beobachtest, empfindest Du ohne Zweifel die darin verborgene Verkrampfung.

Bei der körperlichen Liebe kann es eine weiche und fließende Bewegung geben, die ein höchstes Anschwellen der Erregung erreicht und dann langsam bis zur Ruhe und zu vollkommener Befriedigung abnimmt. Oder Du kannst von Anfang an bremsen, nicht nur, indem Du verfehlst, richtig zu atmen, sondern auch durch übertriebenen Gesichtsausdruck, durch Verspannungen in Nacken und Rücken, durch Festklammern mit Händen, Beinen und Füßen an Deinem Partner oder am Bett, oder indem Du Dich selbst in Bauch, Gesäßbacken und After verkrampfst.

Diese übertriebene Anstrengung kollidiert mit vollständiger orgastischer Lösung. Einfach gesagt:

○ Jede Einschränkung Deiner Atmung und Deiner Bewegung während der körperlichen Liebe wird sexuelles Vergnügen reduzieren.

Die Atmungsweise, die ich dir durch die Übungen nahebringen möchte, heißt *Zwerchfellatmung*. Mit dieser Atmungsweise inhalierst Du ein Höchstmaß an Luft bei einem Mindestmaß an Anstrengung, während Du sowohl Deine Brust als auch Deinen Bauch gebrauchst. Das Zwerchfell wird heruntergezogen, der Brustraum ausgedehnt und der Bauch herausgedrückt, wodurch die Lungen mit dem größtmöglichen Luftinhalt gefüllt werden.

Für manche Leute liegt das Problem nicht im zu flachen Einatmen, sondern in der Unfähigkeit, eine volle Ausatmung zu gestatten, das heißt, die Brust ausreichend zu entspannen, wodurch die Luft vollständig ausgestoßen werden könnte. Ausatmen ähnelt sehr stark einem »Loslassen«. Es handelt sich um einen passiven Vorgang, der zugelassen wird, indem die Muskeln in Brust und Bauch gelöst werden. Wenn diese Muskulatur nicht vollständig gelöst, sondern in Spannung gehalten wird, bleibt etwas Luft in der Lunge zurück und das folgende Einatmen ist eingeschränkt. Das Atmen besteht nicht nur aus Einatmen, sondern ist ein ganzer Kreislauf von Ein- *und* Ausatmen.

Jeder Mensch hat seine charakteristische Art, zu atmen und seinen Atem anzuhalten. Eine Atmungsweise besteht in unregelmäßigen Stößen, als ob jemand eine Treppe hinunterfällt oder eine schlechte Straße entlangfährt. Diese Atmungsweise wird vom Willen des Ich ausgelöst, und ihre Beibehaltung erfordert ein bewußtes Eingreifen. Wenn man sich etwas mehr entspannt und »den Verstand verliert«, wird die Atmung sanfter. Bei richtiger Entfaltung folgt die Atmung einem bestimmten sanften Rhythmus, sofern er nicht durch die Lage des Körpers behindert wird. Das bedeutet, Du atmest - trotz aller aufgewendeten Übungsanstrengung - tief und voll.

In einem gesunden Körper ist rhythmische Beckenbewegung ein zur Atmung gehörender Bestandteil. Du wirst herausfinden, daß meine Übungen Dir vor allem dabei helfen, zu lernen, die Bewegung Deines Beckens und Deine Atmung miteinander in Einklang zu bringen. Der Rhythmus beim Geschlechtsverkehr verlangt eine *Ausatmung bei jedem Vorwärtsschwung des Beckens*. Wenn Du während einer Vorwärtsbewegung einatmest, zieht sich das Zwerchfell zusammen. Das »Loslassen« im Bauch, für die Lösung im Orgasmus notwendig, wird dadurch verhindert. Darüber hinaus kann keine richtige

Atmung stattfinden, wenn Du Dein Becken starr hältst, weil es an jedem Atemkreislauf teilnimmt. In den Übungen der *Beckenschaukel* wirst Du dieses Prinzip anwenden.

Um Dein eigenes Atmungsmuster zu finden, mußt Du erst herausbekommen, wie Du Dich selbst an einer vollständigen und vollen Ausatmung hinderst; das heißt, welche Muskelspannungen eine volle Ausatmung behindern.

In den Übungen nenne ich das *Training des Atmungsmusters*. Das Arbeitstempo ist langsam, und es wird viel Konzentration verlangt, wenn Du darauf achtest, wie Du atmest und Dich bewegst. Du wirst feststellen, daß Du in Schritten oder Stufen fortschreitest; von Zeit zu Zeit wirst Du eine Phase erreichen, in der nichts zu geschehen scheint, bis Du plötzlich zu einem Durchbruch kommst und von dort aus weitergehst. Dein Problem wird darin liegen, daß Du zu schnell voranzukommen versuchst, und daß Du die Belastbarkeit Deines Körpers bezüglich erhöhter Sauerstoffaufnahme und gesteigerter Gefühle, die das »Loslassen« und die vertiefte Atmung mit sich bringen, überschätzt. Wenn es daher anfangs so scheinen mag, als ob wenig mit Dir geschehe, so laß Deinem Körper etwas Zeit, seine überkommenen Muster zu überwinden.

Während Du Dich durch die Übungen hindurcharbeitest, magst Du herausfinden, daß jede neue Übung eine erneute Flut Emotionen mit sich bringt, die Dein gerade aufgebautes Sanftatmungs- und Bewegungsmuster unterbrechen. Danach solltest Du streben und darauf achten. Dadurch befreit sich Dein Körper von alten Spannungsmustern.

Die von Dir gefühlte Emotion ist Energie, die beim Aufbrechen des Musters freigesetzt wird. Du wirst das Bedürfnis haben, dem Gefühl zu erlauben, sich voll zu entfalten, und bei ihr zu verweilen, bis es vergeht. Wenn eine neue Emotion auftaucht, halte ein, gehe in der Übungsfolge bis zu einer Stelle zurück, an der Du Dich wohl fühlst, beginne wieder von dieser sicheren, wohltuenden Stelle und achte genau auf Dein Atmungsmuster. Erinnere Dich daran, daß die Atmung Dein

»Gefühlsbarometer« ist, weshalb Du genauestens darauf achten solltest.

Sobald Du tief atmest, wirst Du wahrscheinlich ein paar neue Körperempfindungen bemerken. Wahrscheinlich wirst Du in verschiedenen Bereichen Deines Körpers prickelnd-stechende Empfindungen entwickeln, die gewöhnlich zuerst in den Händen, den Füßen und dem Gesicht (vor allem um den Mund herum) auftreten und sich sehr häufig über den ganzen Körper ausbreiten. Dieses Prickeln kann heftig werden, wenn es durch übermäßiges Atmen verstärkt wird, und es können Gefühle der Taubheit entstehen.

Diese Empfindungen sind in der Medizin als »Paresthesia« (unvollständige Lähmung) bekannt und werden manchmal als Symptome einer übermäßigen Ausatmung (Hyperventilation) angesehen. Hyperventilation tritt auf, wenn zuviel Kohlendioxyd aus dem Blut ausgeschieden wird. Es ist auf eine schnell gesteigerte Atmungshäufigkeit zurückzuführen. Bei unseren Übungen kann es eher geschehen, daß Deinem Körper mehr Sauerstoff zugeführt wird, als er zu verwerten in der Lage ist, und deshalb magst Du ein bißchen Schwindel oder Taubheit empfinden, woran Du nicht gewöhnt bist.

Ob diese Erscheinung auf übermäßiger Atmung oder auf zu hoher Sauerstoffaufnahme beruht, ist unwesentlich. Wichtig ist, daß Du übermäßige Atmung vermeidest. Diese Übungen erfordern nur eine minimale Zunahme der Sauerstoffzufuhr; es genügt schon die Empfindung oder das kleinste Prickeln, um die nachgeahmten sexuellen Gefühle zu aktivieren und beizubehalten - jegliche stärkere Einwirkung auf den Körper mit Hilfe der Atmung sollte nur in Gegenwart eines ausgebildeten Therapeuten vorgenommen werden, der mit dieser Behandlungsweise (Rebirthing) vertraut ist.

Leute, die aktiv arbeiten, das heißt, regelmäßig üben, werden diese Symptome nur mit geringer Wahrscheinlichkeit entwickeln. Wenn es Dir passiert, wirst Du herausfinden, daß die während der Übungen auftretenden Empfindungen gewöhnlich verschwinden, sobald sich Deine Atmung entspannt und verlangsamt. Dieses Phänomen ist vollständig von Dir zu beherrschen. Dränge Dich nicht, Du hast keine Eile. Es ist besser für Dich, zu lernen, die Empfindung zuzulassen, anstatt Dich anzutreiben und einen gefühlsmäßigen Widerstand zu entwickeln (das heißt Angst zu bekommen), was sich später schwer überwinden läßt.

Sobald sich Deine Fähigkeit verbessert, durch richtige Atmung höhere Stufen der Erregung zuzulassen und mehr Sauerstoff aufzunehmen, werden Schwindelgefühl und Prickeln allmählich geringer bzw. verschwinden, wobei nur die Aufladung mit Energie zurückbleibt. Diese Gefühle ähneln sehr stark jenen Gefühlen der Erregung, die einen Orgasmus begleiten. Auf diese Weise wirst Du Dir selbst erlauben, mehr Erregung zuzulassen - sie also nicht abzuschalten -, indem Du Dich auf Deine Atmung konzentrierst.

Der letzte Schritt der Übungen besteht darin, Dir zu gestatten, Deine wieder freigesetzte Energie oder Aufladung im Brennpunkt Deiner Orgasmuserfahrung zu sammeln. Das erfordert eine Vereinigung der Körpergefühle. Wenn Du von sexueller Erregung erfaßt wirst, kann es sein, daß Du Deine Energie zerstreust oder verschwendest. Meine Übungen zum *Erden* verhindern diesen Energieverlust, indem sie den Brennpunkt Deiner Erregung in Deine Füße und Beine und in deren Beziehung zum Erdboden oder zu etwas Festem verlagern. Es ist so, als ob die Energie in Deinem Körper nach unten wandert, den Boden erreicht, dort ergriffen oder gesammelt wird und dann wieder in Deinen Beinen emporspringt und sich so Deinem Orgasmus zur Verfügung stellt.

Sofern Du bei diesen Übungen Geduld hast, können sie Deinen Körper für den Energiestrom öffnen und Dir bei der Entwicklung eines höheren Erregungsgrades helfen. Das wird Dir schließlich erhöhtes körperliches Vergnügen und mehr Lebenslust bringen. Deine Bemühungen werden sich deshalb lohnen!

Der Orgasmus

Vielleicht kann keine der dem Menschen bekannte Erfahrung dichter an eine höchstmögliche Erfahrung einer Vereinigung mit dem universalen und kosmischen Bewußtsein herankommen als der Orgasmus. Er ist die Vollendung der Erregung und ihr Höhepunkt, eine unserer lustvollsten, befriedigendsten, manchmal Ehrfurcht einflößenden und doch vergänglichen natürlichen Gaben.

Immer wieder streben wir einem Orgasmus entgegen. Für manche ist er die höchste Erfahrung, anderen bedeutet er etwas weniger. Manche Leute erfahren Orgasmen, die wie Himmelsraketen explodieren, andere solche, die einem kleinen Streichholz gleichen, das angezündet wurde, um die Dunkelheit eines trüben Lebens abzuwehren. Auch gibt es viele Leute, die nicht fähig zu sein scheinen, überhaupt einen Orgasmus zu erfahren.

Wenn Deine Erfahrungen nicht in der ersten Kategorie einzuordnen sind, brauchst Du diesen Zustand nicht zu akzeptieren als »die Art, wie Du eben bist«. Der Orgasmus *kann* durch diese Übungen verbessert werden. Es gibt viele Dinge - manchmal scheinbar zu viele -, die nicht zum Besseren gewendet werden können, so daß wir lernen müssen, mit ihnen zu leben. Deshalb solltest Du, wenn es etwas gibt, was Du ändern *kannst*, es auch um Himmels willen tun! (Noch besser ist es, es um *Deinetwillen* zu tun.)

Aber was ist ein Orgasmus?

Worüber spreche ich dabei?

Es gibt keinen Standardorgasmus. Er hängt jeweils von der Aufnahmefähigkeit des Individuums für Vergnügen und Erregung ab. Eine vergleichende Studie ist gewiß lächerlich.

Ein Orgasmus ist eine subjektive Erfahrung, die man unmöglich messen und einordnen kann.

Was ich tun könnte, wäre, einen Orgasmus aus verschiedenen Perspektiven zu beschreiben. Zuerst könnten wir über die Physiologie eines Orgasmus sprechen - was findet dabei auf der anatomischen, körperlichen Ebene statt? Würde ich das tun, würde ich das, was lange Zeit ein bevorzugtes Thema literarischer Dichtung und Vorstellungskraft war (und ebensosehr einiger wissenschaftlicher Einbildungskraft!), als einen komplizierten Zusammenhang von anatomischen Reaktionen darstellen. Um die Menge von Falschinformationen, die im Umlauf sind, zu vermeiden, verweise ich an die seriöse wissenschaftliche Studie zu diesem Thema, die von *Masters* und *Johnson* mit ihrem umfangreichen Beitrag *Die sexuelle Reaktion* geleistet wurde. Mir persönlich kam jedoch diese Art von Lektüre immer etwas stumpfsinnig vor.

Ich ziehe es vor, hier den Vorgang eines Orgasmus zu besprechen, wie er abläuft und welche Stufen zu ihm hinaufführen. Mit diesem Wissen kannst Du die Qualität eines Orgasmen besser einschätzen. Wilhelm Reich entwickelte eine Orgasmustheorie, die ich im folgenden Diagramm darstelle.

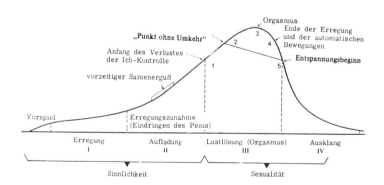

Der Orgasmus kann in vier markante Abschnitte unterteilt werden, obgleich sie in Wirklichkeit fließend ineinander übergehen. Die vier Abschnitte sind im Diagramm mit römischen Ziffern bezeichnet und unterscheiden sich in der folgenden Weise:
I. Erregungsphase.
II. Fortsetzung der Erregungsphase, was auch der Steigerung einer Aufladung entspricht, auch Plateauphase genannt.
III. Lösungsphase und Entladung der angesammelten Energie - der Orgasmusreflex.
IV. Ausklang - Erholungsphase.

Phase I schließt jede Form der Erregung ein, sei es nur durch Ansehen, durch Sprechen oder durch Denken... alles, was Erregung aufbaut, ist eine Form des Vorspiels. Die Stelle der Kurve, die mit Vorspiel beschriftet wurde, liegt dort, wo man mit Berühren, Küssen und so weiter anfängt. Wenn die Erregung steigt, kommt dann ein plötzlicher Energiezuwachs, der die Kurve zum Orgasmus ansteigen läßt. Das kann der Zeitpunkt des Eindringen des Penis sein oder auch nicht, jedenfalls ist es der Punkt, von dem ab die Möglichkeit des weiteren Zuwachses bis zu einem Orgasmus wahrscheinlicher wird. Auf diese Weise beginnt der Aufbau und die Speicherung von Energie (Erregung).
Das ist die Stufe der Aufladung (Phase II). Anfangs werden die Bewegungen vom Kopf aus (unter der Kontrolle Deines Ich) gelenkt. Diese Bewegungen können langsam, sanft und entspannt sein, und sie können unterbrochen werden, um alle möglichen lustvollen Dinge zu machen, wie Wechsel der Körperlage, Momente der Ruhe, einfach alles, was angenehm ist. Wenn es hier eine Unterbrechung gibt, stört das gewöhnlich nicht den weiteren Ablauf der Erregung.
Steigt die Erregung weiter an, geht die Kurve in Phase III (Lustlösung) über, wenn an Punkt »1« der Verlust der Ich-Kontrolle beginnt. Bei »2«, dem Punkt, nach dem es keine

Umkehr mehr gibt, erhöht sich das Tempo Deiner sexuellen Bewegungen, auch das Deiner unwillkürlichen Körperbewegungen. Von hier ab ist eine willkürliche Beherrschung des Erregungsverlaufes nicht mehr möglich. Die körperliche Erregung wird zunehmend in den Genitalien konzentriert, und eine Art schmelzende Empfindung setzt ein. Diese Erregung löst die ersten Kontraktionen der gesamten Muskulatur der Genitalien und des Beckenbodens aus. Diese Kontraktionen treten in Wellen auf, und die Wellenkämme fallen mit der vollständigen Vorwärtsbewegung des Beckens bei der Ausatmung zusammen. Bei der Frau zieht sich die weiche Muskulatur der Scheide zusammen; je heftiger der Orgasmus, desto deutlicher sind die Kontraktionen wahrnehmbar. Beim Mann lösen diese Kontraktionen den Samenerguß aus. Mit jedem Stoß wird das Becken vorwärts und nach oben gezogen. Alle Flexoren (Muskeln) des Bauches ziehen sich kräftig zusammen; gleichzeitig wird der sakrale (am unteren Rückenende liegende) Bereich entspannt.

Manche Leute schaffen es nicht, während des Geschlechtsverkehrs im unteren Rückenbereich loszulassen und nehmen anschließend Rückenschmerzen wahr. Im Kern haben sie gegen sich selbst gearbeitet. Schmerzen im unteren Rücken sind »zu großer sexueller Aktivität« zugeordnet worden, während in Wirklichkeit nicht zuviel Sex, sondern bloß zuviel Zurückhaltung der Grund ist.

Vom Punkt ohne Umkehr (»2«) bis zum Nachlassen der unwillkürlichen Bewegungen (»4«) erstreckt sich eine Periode erhöhter Lustgefühle, die als der orgastische Gipfel angesehen werden kann. Bei »4« beginnt die Erregung zu verschwinden, und die Wahrnehmung und Kontrolle kehren langsam in den Körper zurück. Die unwillkürlichen Bewegungen halten noch eine Weile an (bis »5«), dann geht alles in Entspannung über. Phase IV, die Erholungsphase oder der Ausklang, ist ein Zeitraum, in der weitere Anregung bis zum Orgasmus nicht möglich ist. Bei Frauen kann dies eine Zeitspanne sein, die von

Sekunden bis zu einer Stunde und länger reicht, bei Männern ist die Erholungszeit länger. Gewöhnlich muß ein Mann zwischen fünf Minuten und einer Stunde oder länger warten, bevor der Orgasmus-Zyklus wiederholt werden kann.
Dieses Diagramm gibt ziemlich genau die männliche sexuelle Reaktion wieder. Bei Frauen ist eine größere Spannbreite der Reaktion festzustellen. Hier umreiße ich einige typisch weibliche Muster etwas genauer, die ich dem Werk von Masters und Johnson entnommen habe.

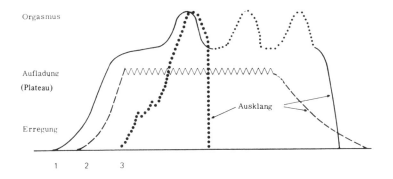

1. Ein typisches Ansteigen der Erregung bis zum Plateau, dann orgastische Lustlösung. Wenn die Erregung groß genug ist und aufrechterhalten bleibt, wird die Plateau- oder Aufladungsphase nicht wieder unterschritten, und ein kleiner Anreiz (der auch in innerer Erregung liegen kann) wird eine mehrfache Erfahrung des Orgasmus gestatten. (Um den Aufbau der Erregung von innen her drehen sich meine Übungen.)

2. In dieser Art Zyklus (der nur zu häufig erfahren wird) erreicht die Frau die Plateauphase, ist jedoch nicht fähig, einen Orgasmus zu erlangen. Wenn das geschieht, folgt ge-

wöhnlich eine längere Periode des Ausklangs, welche die Frau meistens schließlich enttäuscht zurückläßt.

3. Manche Frauen durchqueren sehr schnell die Erregungs- und Plateauphase bis zum Orgasmus. Ihre Ausklangphase ist sehr kurz (sie schlafen vielleicht sogar ein oder werden durch die rasche Spannungslösung bewußtlos).

Um es noch einmal zusammenzufassen: der Körper beginnt die Reise als ein »denkendes« Wesen, das soviel Vergnügen wie möglich aus dem erlangt, was nach der Entscheidung des Kopfes, des Ich, als lustvoll angesehen wird.
Wenn die Bewegungen sich während des Geschlechtsverkehrs oder sonstiger Reizung fortsetzen, und wenn der orgastische Reflex einsetzt, beginnen die Bewegungen im Becken, und Du gerätst »außer Kontrolle« (vernunftbestimmter, willentlicher Kontrolle). Nach und nach verschiebt sich die Bewegungsrichtung, so daß das Vorwärtsstoßen des Beckens immer mehr vom Boden oder von den Füßen ausgeht, was später in meinen Bewegungsübungen gezeigt werden wird.
Dann kommt ein Punkt, nach dem es keine Umkehr mehr gibt, nachdem die Bewegung vom Becken aus zum Kopf hinauffließt. Wenn man dann vollständig in dem schmelzenden Gefühl des orgastischen Reflexes aufgeht, folgt mit dem Anwachsen des Gefühls einhergehend das Loslassen des Ich. Für viele Leute tritt ein Problem auf, wenn die reflektorische Handlung beginnen will: es tauchen plötzlich Ängste auf.
Eine der Ängste, die Du während des Geschlechtsverkehrs ebenso wie in anderen Situationen erfahren magst, ist die, »Deinen Verstand zu verlieren« - verrückt zu werden -, wenn Du Deinen Verstand losläßt. Leute, die sich vom Kopf her bestimmen, Denkertypen, laufen Gefahr, sich in ihrem Denkprozeß festzufahren, wenn sich ein Orgasmus nähert, und schalten damit ihre sexuellen Energien ab. Energie muß im Körper frei fließen, weil ein Orgasmus eine reflektorische

Reaktion ist. Es ist ebenso schwierig, sich selbst durch Denken zum Niesen zu bewegen, wie durch Denken zu einem Orgasmus zu gelangen!

Die Angst zu fallen ist eine weitere ursprüngliche Furcht, die durch das Nahen eines Orgasmus ausgelöst wird. Wenn Du Deine Ich- oder Verstandesfunktion losläßt, gewinnst Du tatsächlich die Vorstellung des Fallens. Das kann sehr furchterregend sein.

Es kann sich manchmal auch Todesangst einstellen. Die Verbindung von Tod und Orgasmus ist eine bekannte Erscheinung. Reich sah das Streben nach der Nicht-Existenz, dem Nirvana, dem Tod, als identisch mit dem Streben nach orgastischer Erlösung an. Das brachte ihn dahin, zu glauben, daß der Orgasmus der wichtigste Ausdruck des Lebendigen sei. Reich führte zwei Möglichkeiten der Einstellung zu Tod und Sterben an: Entweder besteht die Vorstellung einer schweren Verletzung oder Zerstörung des seelisch-körperlichen Organismus (die in diesem Fall von tiefer Angst begleitet wird und sich um genitale Kastration herum gruppiert), oder Tod und Sterben werden als eine Art körperliche Auflösung, als ein Dahinschmelzen angesehen, was vollem orgastischen Genuß und Vergnügen ähnelt.

Freud stellte zuerst die Behauptung auf, daß Lust aus der Freisetzung von körperlichen Spannungen hervorgeht. Er setzte den Grad der Lust, die jemand empfand, mit dem Ausmaß der entladenen Spannungen in Beziehung. Er hatte recht. Je größer die Aufladung, desto schneller tritt ihre Auslösung ein, und desto größer ist das Vergnügen.

Meine Bewegungsübungen haben das Ziel, die Bewegungen des orgastischen Reflexes genau nachzuahmen.

Manche Leute können nicht einmal die willkürlichen Schwingungen des Beckens hervorbringen, wenn das von ihnen verlangt wird, und noch viel weniger gleichzeitig auf Atmung und Bewegung achten. Leute, die diese Schwingungen nicht erzeugen können, können auch die Erregung nicht erfahren, die die Höhe der Aufladung oder Spannung bis zum Orgasmus steigert.

Du wirst Dich durch meine Übungen in einer bestimmten Abfolge hindurcharbeiten, die es Dir erlaubt, Deinen Körper mit der Aufladung, der Erregung und den sie begleitenden Gefühlen vertraut zu machen und diese Aufladung über Deinen eigenen Körper auszubreiten, statt sie bloß in Deinem Genitalbereich zu sammeln. Wenn das vollbracht ist, wird die Entladung (der Orgasmus) eine Erfahrung des gesamten Körpers, oder ein totaler Orgasmus, im Gegensatz zu der Erfahrung, die ausschließlich im Genitalbereich lokalisiert ist. Wenn diese Erregung sich nicht im ganzen Körper ausbreiten kann, hat das beim Mann häufig die Folge, daß die Erregung derart stark in den Genitalien konzentriert ist, daß er das bekommt, was man allgemein einen »vorzeitigen« Samenerguß nennt. Wenn ich sage »vorzeitig«, dann meine ich, der Orgasmus kommt *für ihn* zu früh. Er mag lange genug gebraucht haben, um seine Partnerin zu befriedigen, aber der Samenerguß und die Energieentladung reichen nicht aus, um seine angestaute Spannung aufzulösen, und deshalb bleibt er unbefriedigt.

Einige Männer lenken sich ab, um während eines Geschlechtsverkehrs länger eine Erektion aufrechtzuerhalten. Sie denken an ihre Großmütter oder an Gemüsegärten, um nicht zu schnell einen Höhepunkt zu erreichen. Wenn der Mann die Energie in seinem Körper sich ausbreiten läßt, kann er gleichzeitig die Erektion halten und voll die Reize und die Erregung genießen, die seine Aufladungsphase mit sich bringt.

Bei einer Frau kann ein ähnlicher Ablauf festzustellen sein. Sie mag zwar einen Orgasmus erfahren, es handelt sich aber nur um eine geringe Aufladung und Lösung. Eine Frau ist fähig, mehrfache Orgasmen zu genießen. Dazu ist es aber wesentlich, daß sie zwischen ihnen ihre Energie zum erneuten Aufbau aufrechterhält. Wenn ihre orgastische Spannung gering ist, ist ihr Orgasmus ebenso schwach, und häufig bleibt ihre

Spannung zurück, was einen erneuten Anstieg zu einer weiteren Lustlösung verhindert.

Es ist möglich, diese Unterschiede zwischen Mann und Frau ausdrücklich hervorzuheben, doch ich meine ebenso wie Masters und Johnson, daß beim Vergleich zwischen männlichen und weiblichen Sexualreaktionen häufig die Ähnlichkeiten bedeutsamer sind als die Unterschiede.

Stan Keleman, ein Bioenergetik-Therapeut, hat beobachtet, daß uns unsere Kultur mit einem hohen Grad sexueller Reize, aber mit wenig orgastischer Ausdrucksmöglichkeit ausstattet. Frauen werden gelehrt, aufreizend zu sein, und Männer werden gelehrt, mit einer Perspektive zu leben, die er mit »von der Schwanzspitze aus« beschreibt - der Einstellung eines Deckhengstes.

Beide Rollen betonen von außen kommende Reize auf Kosten des inneren Wachstums... erhöhte sprühende Erregung, die die Tiefe der Gefühle eines Menschen und seine inneren Bewegungen und Schwingungen verleugnet.

Die tieferen orgastischen Zustände gehen vom Inneren aus. Es ist einfach genug, diese äußeren Reize zu bewältigen, wenn aber die Gefühle von innen zu kommen beginnen, werden viele Leute innehalten und dieses innere Pulsieren abschneiden, weil sie sich überfordert und verängstigt fühlen. Aus diesem Grund sind die Übungen in diesem Buch sowohl für die Entwicklung als auch zur Öffnung für innere Erregung konzipiert.

Man kann leicht die Bedeutung der Untersuchung des Geschlechtsaktes mit Hilfe eines Diagramms oder einer Kurve überschätzen. Diagramme führen zu Vergleichen, und dieses Buch zielt weder darauf, Dich mit irgend jemandem zu vergleichen, noch darauf, Dein Sexualleben mit dem Deines Partners zu vergleichen. Es hat lediglich die Absicht, Dir dabei zu helfen, den Genuß Deiner eigenen sexuellen Gefühle zu erhöhen, was Dir zu besseren, lustvolleren Orgasmen und einer volleren sexuellen Erfahrung verhelfen soll.

Der vielleicht schwierigste Schritt für Dich, Dir mehr Vergnügen zu erlauben, ist die Überwindung einiger Kernsätze, die mit »Du solltest...«, »Du solltest nicht...«, »Du mußt...«, »Du darfst nicht...« beginnen, und mit denen wir alle erzogen wurden - die mit anderen Worten Vorstellungen davon vermitteln, was richtig und was falsch ist. Diese Vorstellungen werden übertragen, verinnerlicht und irgendwie in unser Sexualleben hineingebracht.

Selbst bei meinen liberalsten und freiesten Patienten habe ich die gleichen Probleme vorgefunden wie bei denen, die sich etwas gehemmt fühlen. Die freieren Leute reden sich ein, sie »sollten« in der Lage sein, mit jedermann zu schlafen, sie »sollten« Sex mit allen genießen, sie »sollten« in bezug auf ihre Körper frei sein, und sie sind verwirrt über einen gewissen inneren Widerstand, der sich gegen ihre Sollsätze wendet. Diese innere Stimme ist häufig eine Stimme der Gesundheit, die nach tieferer Bedeutung in einer Beziehung sucht, die eine rein genitale Paarung nicht vermitteln kann.

Schließlich können meine Übungen - und ich möchte Dich davor warnen - selbst wiederum zur Falle werden, indem sie Normen schaffen: wie Du Dich beim Geschlechtsverkehr verhalten »solltest«, an welcher Stelle Du einen Orgasmus haben »solltest«, wie Du handeln »solltest«. Reihe dieses Buch bitte nicht in Deine schon bestehende Liste von »Verpflichtungen« ein. Genuß und Vergnügen werden Dir ewig entgehen, wenn Du ihnen ein »Soll« voranstellst.

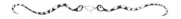

Einzelübungen

Nun möchte ich Dich gerne mit ein paar Versuchen und Übungen bekanntmachen, die ich für die partnerlose Arbeit an Atmung, Bewegung und Energiefluß entwickelt habe.
Diese Übungen werden in einer festen Reihenfolge durchgeführt. Es kann Dir schwerfallen, sie in einer Sitzung durchzuarbeiten. Wenn Du sie alle einmal gemacht hast, magst Du entscheiden, daß einige für Dich weniger nützlich sind als andere; laß sie fallen, wenn Du willst. Die Gesamtfolge der Übungen verläuft vom Kopf hinunter zu den Füßen und wieder hinauf. Du wirst Dein eigenes Gespür für die Dauer jedes einzelnen Abschnitts entwickeln. Wenn Du jede Übung genau in der Reihenfolge ausführst, sollte es ungefähr zwei Stunden dauern. Es ist am wichtigsten, daß Du durch die *Atemübungen* Dein Atmungsmuster einrichtest und ein wenig Prickeln empfindest, bevor Du zu den *Bewegungsübungen* übergehst.

○ Du solltest diese Übungen langsam und mit sehr viel Aufmerksamkeit und wacher Wahrnehmung ausführen.

○ Versuche Dir vorzustellen, daß Dein Wahrnehmungszentrum so etwas wie ein über Deinen Körper streichender Suchscheinwerfer ist, so daß Du, wenn ich Dich auffordere, auf etwas zu achten, Deine volle Aufmerksamkeit - Deinen Suchscheinwerfer - auf diesen Bereich richten kannst.

○ Erfahre diesen Bereich Deines Körpers in Beziehung zu den anderen. Er wird zu einer angestrahlten Gestalt vor einem dunklen Hintergrund.

Weitere Einzelheiten zum Einstieg sind im Kapitel *Arbeitsgrundlagen* nachzulesen.

■ **Atmung - Bewegung - Energiefluß**

Während Du auf dem Fußboden oder Bett liegst, fühlst Du, wie sich Dir der Fußboden (oder das Bett) von unten entgegendrängt, und wie das Gewicht Deines Körpers gegen den Fußboden drückt.
Deine Knie sollten hochgezogen sein, Deine Füße flach auf dem Boden stehen.
Stelle fest, welche Teile Deines Körpers den Fußboden berühren.
Achte auf jeden Bereich in Deinem Körper, der verspannt scheint. Spanne diesen Bereich so stark an, wie Du kannst, und übersteigere diese Spannung.
Nun laß sie vollständig los. Atme währenddessen aus. Spanne beim Einatmen an und entspanne Dich beim Ausatmen.
Lenke nun Deine Aufmerksamkeit auf das Gesicht. Versuche, Deinen Gesichtsausdruck zu fühlen.
Achte auf die Spannung der oberflächlichen Gesichtsmuskulatur. Welches Gefühl drückt Dein Gesicht gerade aus?
Übertreibe diesen Ausdruck - spanne ihn bis zum Äußersten an. Stelle fest, was Dein Gesicht ausdrückt.
Gib diesem Ausdruck eine Stimme, als ob er sprechen könnte. Dein Gesicht mag sagen: »Ich bin verspannt« oder: »Das ist lächerlich« und so weiter. Es gibt eine unbegrenzte Anzahl von Ausdrücken, die auf Deinem Gesicht erscheinen können.
Laß sie aus Dir herauskommen, wenn sie wollen - dann laß den Ausdruck verschwinden.
Atme währenddessen vier- oder fünfmal gründlich aus.
Beginne dann, sanft zu atmen, wobei Du darauf achtest, daß das Ausatmen nicht angetrieben wird, sondern nur ein Loslassen ist. Du kannst fühlen, wie die Luft in Deine Kehle, Deinen Mund und Deinen Kopf gelangt.
Achte auf Deine Atmungsweise und Deinen Atem - nicht darauf, was er bewirkt, sondern darauf, wo er in Deinen Körper eintritt und wo er ihn verläßt. Erlaube der Atemluft, durch Deine Nase in Deinen Körper zu fließen.

Atme aus und fühle den Strom mit Deiner Hand.
Achte auf Deinen Brustkorb.
Behältst Du die Ausdehnung Deiner Brust bei, wenn keine Luft hineinkommt - oder die Deines Bauches?
Dehnst Du Deinen Bauch beim Ein- oder beim Ausatmen?
Fühlst Du das Einatmen unten in der Magengrube - bis in Dein Becken hinunter? Bis in Deine Geschlechtsorgane?
Kannst Du fühlen, daß sich Deine Rippen seitlich ausdehnen? Im Rücken? Manche Leute machen ein Hohlkreuz, um den Inhalt ihres Brustraumes zu erhöhen; auf diese Weise wird er aber nicht wirklich größer.
Versuche noch nicht, irgend etwas in Dir zu verändern - werde bloß dessen gewahr, was Du gerade tust.
Stell Dir einen Augenblick lang vor, daß nicht mehr Du die Luft atmest, sondern daß die Luft Dich beatmet.
Stelle Dir vor, daß die Luft langsam Deine Lungen füllt und langsam wieder herausgezogen wird... sich zurückzieht und aus Dir herauskommt.
Du brauchst überhaupt nichts zu tun, die Luft übernimmt für Dich die Atmung. Erfahre es einfach.
Stell Dir vor, daß Dein Atem in verschiedene Teile Deines Körpers strömt. Wenn Du einatmest, fließt die Luft in Deine Nase und Deinen Mund. Wenn Du den Atem hinausläßt, fließt er in Dein Becken hinunter, in Deine Hände, in Deinen Bauch. Stelle Dir vor, er strömt mit jedem folgenden Atemzug in verschiedene Abschnitte Deines gesamten Körpers.
Laß ihn zuerst in Deine Zehen fließen, dann in Deine Füße, in beide Beine, bis er in Dein Becken hochkommt, dann in Deine Hände und schließlich durch den Rest Deines Körpers hindurch, immer ein Körperteil auf einmal.
Stelle Dir vor, daß sich der Teil Deines Körpers, zu dem die Atemluft strömt, ein wenig ausdehnt, wenn die Luft diesen Bereich durchströmt. Wenn Du schließlich bei dieser Atmungsweise angelangt bist, achte auf die Reihenfolge, in der Du atmest. Brust zuerst? Bauch zuerst?

Lege jetzt je eine Hand auf Deinen Brustkorb und Bauch, während Du atmest.
Die Brust und der Bauch sollten sich heben, dann sollte ein Zusammenfallen, ein Loslassen, folgen, mit dem sich Brust und Bauch wieder senken. Idealerweise beginnt diese Welle an der Brust, dann hebt sich der Bauch.
Am Kamm der Atemwoge lassen Brust und Bauch gemeinsam zur Ausatmung los.
Dränge nicht, Deine natürliche Körperelastizität wird die Luft herausdrücken. Die Reihenfolge ist jedoch so lange nicht von großer Bedeutung, wie sowohl Dein Brustkorb als auch Dein Bauch vollständig an der Ein- und Ausatmung beteiligt sind. Manche Leute sind Bauchatmer, sie füllen ganz natürlich ihren Bauch zuerst. Das ist auch in Ordnung.
Diese Bewegung sollte in einer sanften Welle verlaufen, die Deinen gesamten Körper hinabfließt, und bei einiger Übung wird das zu erreichen sein.
Fahre mit dieser Aufmerksamkeit für Deine Atmung fort, bis Du Dich völlig entspannt fühlst und ganz leicht atmest.
Jetzt nimm einen tiefen Atemzug, halte den Atem an und führe die Atmungsbewegung durch, ohne Luft auszustoßen.
Wiederhole diese Übung vier- oder fünfmal, wobei Du Deine Lungen füllst und die Bewegung der Brust und des Bauches machst.
Halte ein und ruhe Dich aus.
Wiederhole diese Folge noch fünfmal.
Unterstreiche Deine Atmung durch etwas Stimmgeräusch.
Während Du einatmest, stell Dir vor, daß die Luft vollständig bis zum Boden Deine Beckens vordringt... wie ein mächtiges Gähnen, mit dem Du Deinen ganzen Körper mit Luft füllst.
Wenn die Luft den Boden erreicht, laß sie los, öffne den Mund und laß die Luft ganz wie einen Seufzer aus Dir herauskommen...
Ein Laut der Befreiung (huhhh)..., ein Laut des vollständigen Herauslassens, Loslassens.

Die Vibration in der Kehle entspannt und lockert diesen Bereich.
Fahre fort, diesen Laut zu machen.
Er braucht nicht laut zu sein, aber Du solltest während der gesamten Übung jedesmal einen Laut von Dir geben, wenn Du ausatmest.
Halte Deinen Mund geöffnet.

Diese Übung befreit Dein Zwerchfell und bringt den Atemstrom in Bewegung. Sie gibt Dir auch ein Gefühl für übertriebene Atembewegungen und dafür, wie dicht Du normalerweise an diese Übersteigerung herankommst.

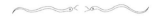

Als Kinder gaben wir laufend irgendwelche Laute von uns, aber jetzt als Erwachsene sind wir kontrolliert und leise. Bei vielen Leuten verursacht der bloße Gedanke an die sexuelle Erfahrung einen tiefen Atemzug und ein Verstummen. Es gibt keine Regel, daß Erregung lautlos zu sein hat! Erlaube Deiner Erregung, sich durch Deine Laute zu äußern. Übe Dich darin, verschiedene Arten von Stimmgeräuschen zu erzeugen. Sie werden Deine Ausdrucksfähigkeit in der sexuellen Verständigung ohne Worte erweitern. Während des Geschlechtsverkehrs können solche Laute Deinen Partner reizen und erregen. Sie sind damit mehr als Mittel gegenseitiger Mitteilung.

Es wurde jetzt begonnen, einen vom Zwerchfell ausgehenden Atmungsrhythmus aufzubauen, bei dem beim Ausatmen Laute produziert werden. Die nächste Übung zur Lockerung des Nackens und des Brustkorbes wird diesen Rhythmus verstärken und mag dazu führen, daß Deine Hände oder andere Teile Deines Körpers anfangen, leicht stechend zu kribbeln. Dieses Muster einer den ganzen Leib einbeziehenden, geräuschbegleitenden und mit kribbelnden Körpergefühlen verbundenen

Atmung muß bei allen folgenden Übungen aufrechterhalten bleiben.

○ Jedesmal, wenn Du einen verspannten Teil Deines Körpers in das Üben einbeziehst, kann diese Atmung aufhören.

○ Tritt das ein, so gehe zurück, richte Dein Atmungsmuster von neuem ein und versuche, das verspannte Gebiet erneut zu lösen. Du kannst - bei wiederholten Versuchen - durch Spannungen hindurchbrechen und dadurch dieses Gebiet befreien.

Arbeite Dich in dieser Weise durch jede Übung hindurch. Laß Dein Atmungsmuster und nicht den »Fortschritt« im äußeren Übungsablauf Dein Wegweiser sein.

■ **Lockerung des Nackens und der Brust**
Diese Übung dient dazu, den oberen Teil des Körpers, den Brustkorb und den Nacken zu befreien. Du verstehst die Übung am leichtesten, wenn Du die Handbewegungen in der Abbildung studierst, weil diese die Schulterbewegungen demonstrieren.

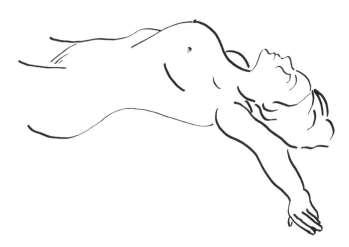

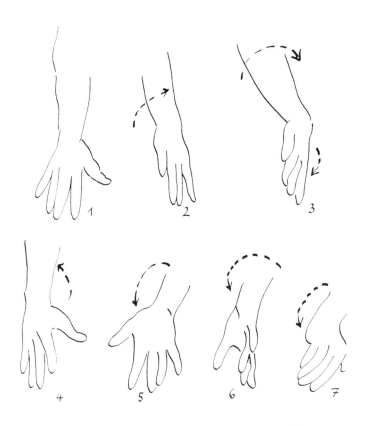

Zuerst legst Du Dich mit angezogenen Knien auf den Boden und streckst Deine Arme seitlich aus, die Handflächen zeigen nach unten.

Nun atme ein und drehe Deine Hände und Arme aus der Schulter heraus in Richtung auf Deinen Kopf, also nach oben und hinten.

Beobachte, wie Deine Brust sich hebt, Dein Rücken einen Bogen bildet und Dein Kopf nach hinten rollt.

Drehe jetzt Deine Hände in die entgegengesetzte Richtung und laß den Atem wieder hinaus.

Die Arme, Deine Schultern, Dein Nacken und Dein Kopf werden dieser Bewegung folgen.

Wiederhole das fünfmal, indem Du jedesmal einatmest, wenn sich Dein Brustkorb hebt, und den Atem jedesmal hinausläßt, wenn Dein Brustraum während der Vorwärtsbewegung zusammengedrückt wird.

Anschließend führst Du zwar die gleiche Drehung von Händen, Armen und Schultern durch, änderst jedoch jedesmal die Bewegung von Kopf und Nacken. Mit anderen Worten: wo eben Dein Kopf zurückrollte, soll er jetzt bei der Einatmung nach vorne kommen und dadurch zusätzlich Druck auf Deinen Brustbereich ausüben, und wo eben Dein Kopf vorne war, soll er jetzt beim Ausatmen hinten sein.

Verändere nur die Bewegung von Kopf und Nacken. Mach diese Übungsabwandlung ebenfalls fünfmal.

Kehre zu der ursprünglichen Übung zurück und nimm, während Du sie ausführst, wahr, wieviel freier Deine Bewegungen jetzt sind.

Hier folgt nun eine weniger komplizierte Übung zur Lockerung von Brust und Nacken:

In der Rückenlage atmest Du ein und hebst die parallel zum Körper liegenden Arme an und führst sie in einem großen Bogen über Deinen Kopf bis auf den Boden, wobei Du die Ausdehnung Deines Brustkorbes erhöhst (atme so tief ein wie möglich).

Wenn Du die Atemluft hinausläßt, führst Du die Arme wieder nach vorne unten auf den Boden.

Wiederhole diese Folge aus Hochführen der Arme über den Kopf beim Einatmen und Absenken der Arme neben den Körper beim Ausatmen (jeweils von Bodenauflage zu Bodenauflage) fünfmal.

Kehre jetzt den Vorgang um.

Beim Einatmen bringst Du die Arme nach vorne unten; wenn Du den Atem herausläßt, hebst Du die Arme in einem Bogen über den Kopf bis auf den Boden.

Bringe dann die Arme wieder nach unten und atme dabei ein. Führe das fünfmal aus.
Kehre nun zur ursprünglichen Ausführungsweise zurück, laß diesmal dabei die Arme hinunterfallen (auch fünfmal). Diese Übungen sind alle dazu da, den Brustkorb zu lösen und Dich dazu zu bringen, ein wenig tiefer zu atmen.

An diesem Punkt magst Du in Deinem Gesicht und Deinen Händen ein Kribbeln spüren, und es kann sein, daß einige Gefühle aufzutauchen beginnen. Laß das einfach geschehen. Sei nicht erschreckt, diese Ereignisse laufen erwartungsgemäß ab. Wenn Du darauf achtest, wirst Du bemerken, daß das gleiche Kribbeln bei einem Orgasmus auftritt, sofern er nicht durch eingeschränkte Atmung blockiert wird.
Atme weiter, Du beginnst gerade zu lernen, Erregung zuzulassen! Dieses Gefühl des Kribbelns ist in unserem Körper immer dann vorhanden, wenn wir uns fallenlassen und darauf achten. Es bedeutet lediglich, daß Du lebendig bist! Du erfährst gerade eine Steigerung Deines natürlichen Bewußtseins von Lebendigkeit.
Die Gefühle, die Du vielleicht erfährst, sind Dir nicht neu, da sie offensichtlich dicht unter der Oberfläche sind. Du hast sie wahrscheinlich bis eben durch Begrenzung der Atmung unter Kontrolle gehalten. Laß sie hinaus. Beobachte sie so, als wären sie ein interessantes Ereignis. Laß Dich erfahren, was sie sind, aber vermeide, über sie nachzudenken oder sie zu analysieren.
Auch Deine Hände beginnen vielleicht zu kribbeln. Das wird sich fortsetzen. Wenn sich das Kribbeln so sehr verstärkt, daß Deine Hände anfangen, sich zu verkrampfen, bist Du zu weit gegangen. Eine derartig gesteigerte Atmung - denn das ist die Ursache - geht über das, was wir erreichen wollen, hinaus. Senke Deine Atmungsgeschwindigkeit.
Wenn Du Deine Gefühle zurückhältst, drückt sich das häufig in Deinen Händen aus. Die Art, in der Du Deine Hand hältst,

zeigt oft Deine Gefühle an. Eine geballte Faust kann Zorn bedeuten oder daß Du etwas mit ihr festhältst.

Manche Leute greifen in das Bett und halten sich an ihm fest, wenn sie sich einem Orgasmus nähern.

❍ Versuche bei den Übungen nichts zurück- oder festzuhalten.

Laß Deine Hände mit nach oben gerichteten Handinnenflächen in einer empfänglichen Stellung geöffnet.

■ Selbstmassage von Gesicht, Kopf und Nacken

Massiere Deine Stirn, indem Du Deine Hände in Höhe der Brauen auf sie legst.
Streiche massierend von einer Seite zur anderen und dabei über die Augenbrauen.
Beginne in der Stirnmitte und streiche dann nach außen, wobei Du die streichelnden Handbewegungen bis hinter Deine Ohren weiterführst.
Erlaube Deinen Brauen, sich zu entspannen und wohlzufühlen.
Laß Dich selbst los.
Stell Dir vor, daß Du die Spannungsgefühle aus Deinen Augenbrauen wegwischst und sie so los wirst.
Lege Deine Hände hinter Deinen Kopf und betaste Deinen Nacken.
Fühle die Spannung in den Muskeln entlang der Erhebung am Schädeldeckenansatz (der Erhebung, an der Deine Kopfhaut beginnt, fast genau in Höhe der Ohren).

Diese Spannung ist Teil jener Spannung, die Du in der Stirn festhältst. Die Kopfhaut hat ein zusammenhängendes, dem Gesicht zugeordnetes Bindegewebe, das sowohl vorne an der Stirn als auch hinten im Nacken befestigt ist. Im Nacken befinden sich die meisten Muskeln und auch die größten Verspannungen. Deshalb mußt Du genauso mit dem hinteren Nacken arbeiten wie mit der Stirn, wenn Du die Spannung in Deiner Kopfhaut und Deiner Stirn auflösen willst.

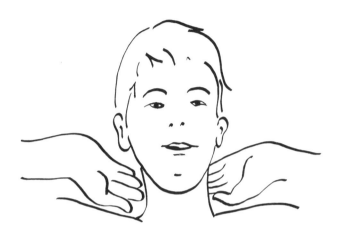

Eine der Möglichkeiten, diese Spannung zu lösen, besteht darin, einen kleinen, festen Ball zu nehmen (eine Cola- oder Milchflasche geht auch, ein Ball ist aber angenehmer) und ihn unter den Nacken zu legen.
Laß jetzt Deinen Kopf locker über den Ball hinabhängen, fange an, Deinen Kopf zu drehen, versuche, verspannte Bereiche aufzuspüren.
Du wirst herausfinden, welches Gebiet verkrampft ist. Du wirst einen Knoten oder eine Ausbeulung hinten an Deinem Kopf fühlen und dort vielleicht auch eine schmerzhafte Empfindung haben. Spannung im Nacken oder Hinterkopf kann eine Quelle von Kopfschmerzen und Starre sein.
Diese Übung löst einen großen Teil dieser zurückgehaltenen Spannungen. Erlaube Dir, sie vollständig loszulassen. Stelle sicher, daß Du mit Deiner Atmung fortfährst; manchmal reichen diese Spannungen und das damit verbundene Unbehagen aus,

um Deinen Atmungsrhythmus zu unterbrechen und Dich an einer anderen Stelle Deines Körpers zu verspannen. Wenn das geschieht, unterbrich die Übung, bis Dein Muster aus Atmung und Kribbeln wieder aufgebaut ist, und fahre dann fort.
Anschließend wird das Gebiet dicht über den Augen entlang der Augenbrauen und zwischen beiden Augen aufgeweckt:

Du beginnst damit, daß Du Deine Daumen auf den Augenbrauenrand, vor allem zwischen den Augen, legst.
Massiere diesen Bereich mit einer streichelnden Bewegung.
Führe die Bewegung bis zu den Schläfen herum weiter.
Wiederhole das mindestens zehnmal.
Halte Deine Atmung in Gang.
Führe eine streichelnde Bewegung mit jedem Atemzug aus.

Diesen Bereich Deines Gesichts setzt Du ein, um Gefühle der Qual, des Ärgers, des Zweifels und des Grübelns auszudrücken. Diese und viele andere Gefühle magst Du empfinden, während Du dieses Gebiet durch Massage auflockerst. Wenn Dir ein Gedanke oder ein Gefühl zufließt, lasse diesen Vorgang einfach zu, erfahre ihn und beobachte dann, wie er vergeht... fahre lediglich mit der Entspannung und der Atmung fort.
Wenn Du zu dem Bereich um die Schläfen herum gelangst, achte genau auf jede Verhärtung oder Spannung in dem bogenförmigen Gebiet über den Ohren (das ist der Temporalis-Muskel). Dieser Bereich ist mit der Beißmuskulatur und dem Kiefer verbunden.
Massiere dieses Gebiet mit Deinen Handballen.
Sobald es entspannter wird, magst Du aggressive oder ärgerliche Gefühle wahrnehmen, oder Dir mag danach sein, Deinen Kopf in einer »Nein«-Bewegung schütteln zu wollen.
Folge diesem Impuls und drücke dieses »Nein« durch Schütteln des Kopfes aus... laß ihn sich einfach von einer Seite zur anderen drehen .. laß das dazugehörige Gefühl herauskom-

men. Manchmal wird es sich als »ich verlange« oder »ich will« sprachlich ausdrücken; forciere den Ausdruck dieser Gefühle.

Fange jetzt mit den drei mitteleren Fingern jeder Hand genau unter den Augen zu streichen an, führe das Streichen wieder deutlich bis zum Schläfenbereich durch, wobei Du die geschwollenen Gebiete genau unter den Augenhöhlen »ausmelkst« und dann eine durchgehende Bewegung bis zum oberen Rand der Ohren und weiter bis zum Hinterkopf herum ausführst. Wiederhole das zehnmal, aber behalte Deine Atmung bei. Diese Bewegung hilft Dir, Säcke und Linien um die Augen herum loszuwerden; sie löst auch den harten, kalten und starren Ausdruck auf, den die Augen vieler Leute entwickelt haben.

Es ist interessant festzustellen, daß nach der Arbeit mit den Muskeln, die sich um die Augen herum befinden, eine neue Energie in den Augen liegt. Die Dinge um Dich herum können viel heller aussehen. Du magst ein neues Bewußtsein entwickeln von dem, was Du siehst, wenn Du Deine Augen öffnest und schließt. Wenn sich dies abzeichnet, sieh Dich im Zimmer um, übe Deine Augen und setze diese neue Wahrnehmung praktisch um.

Fahr mit Deiner Massage im Gesicht bis zu den Wangen hinunter fort.
Reibe mit kreisenden Bewegungen und festem Druck, fühle die Muskeln unter Deinen Fingern.
Verwende eine »wegwischende« Bewegung.

Während Du Deine Massage über das Gesicht bis zu den Wangen fortsetzt, wird vielleicht das Gefühl in Dir aufkommen, daß Du gerne weinen würdest. Wenn Du kannst, so erlaube Dir einfach zu weinen, laß Tränen fließen, bis sie versiegen. Du wirst feststellen, daß ein großer Teil der Verspannung, die in Deinem Gesicht zurückgehalten wurde, aufgelöst wurde.

Massiere nun Deine Oberlippe.

Wenn Du Deine Oberlippe massierst, magst Du das angenehme Gefühl verspüren, lachen zu wollen oder Du hast schöne Naturvorstellungen - wie zum Beispiel eine Fahrt aufs Land oder die Erinnerung an einen angenehmen Ausflug in der Kindheit. Durchlebe diese Erfahrung wieder.

Gehe nun zur Unterlippe und zum Kinn über, wobei Du besonders auf die Mundwinkel achtest.
Im Gebiet zwischen der Unterseite der Kinnwinkel und den Ohren liegt der Masseter-Muskel, der größte Kiefermuskel, mit dem die Kiefer fest aufeinanderzupressen sind.
Vergiß nicht, diesen Muskel mit festem Druck und in einer kreisenden Bewegung zu massieren.

Die Emotionen und Ausdrucksformen, die in diesem Wangenbereich zurückgehalten werden, scheinen zu den dramatischsten, aber dennoch am leichtesten zu befreienden zu gehören. Das Dauerlächeln des »netten Burschen«, das Wut und Aggression verbirgt, oder sein weibliches Gegenstück, das »Hosteß«-Lächeln, jener traurige Ausdruck um die Augen, der Tränen und Kummer enthält, ein Gefühl von tiefer Angst oder Panik, so, als ob man nicht fähig ist, zu entkommen, können mit diesem Bereich verbunden sein. Es kommt darauf an, daß Du auf diese Dinge achtest, wenn Du sie empfindest, und daß Du ihnen erlaubst, an die Oberfläche zu gelangen. Du kannst diese Gefühle erfahren, laß sie geschehen und fahre von dort aus fort.

O Erinnere Dich daran, daß Du Deine Atmung ungehindert in einer tiefen, weichfließenden, entspannenden Weise fortführst. Wenn Dein Atmungsmuster durchbrochen wurde, richte es wieder ein, bevor Du wieder beginnst.

Nimm jetzt Deinen Unterkiefer in beide Hände, halte ihn fest und öffne und schließe Deinen Mund mit Hilfe der Hände, wobei Du Deine Zähne aufeinanderklicken läßt - ungefähr zweiunddreißigmal.
Finde heraus, ob sich Deine Kinnlade noch weiter so entspannen kann, als ob Du bewußtlos wärst.

Während Du Dich mit Deinem Kiefer beschäftigst, kannst Du die Verbindung zwischen den von Dir gemachten Lauten und Deiner Atmung erkennen.
Während diese Massage durchgeführt wird, solltest Du die ganze Zeit die Laute von Dir geben, die mit der Atmung einhergehen. Sofern das bisher noch nicht geschehen ist, probiere es das nächste Mal, wenn Du diese Übungen ausführst.
Es gibt einige bestimmte Emotionen, die durch die Arbeit um Mund und Kinnbacken herum aufgelöst werden.
Manchmal werden an diesem Punkt Hilflosigkeit, Selbstmitleid, ein zitterndes Kinn und Tränen freigesetzt. Auch die Geste der hinuntergezogenen Mundwinkel (als eine ablehnende Stellungnahme) ist mit diesen negativen Gefühlen verbunden, die vielleicht ausgedrückt werden, wenn dieses Gebiet gelöst wird.
Ein großes Maß an Verspannung wird in den Kinnbacken zurückgehalten, vor allem aber Zorn. Wenn hier Spannungen gelöst werden sollen, ist es nützlich, das Kinn vorzustrecken und die Oberlippe wie ein knurrender Hund anzuziehen - und zu knurren. Produziere jetzt ein Vokalgeräusch, das zu Deinem Ausdruck paßt. Du magst Dir dabei seltsam vorkommen, aber dadurch wird einiges an gespeicherter Wut aufgelöst.
Wahrscheinlich wirst Du während der Ausführung dieser Übungen herausfinden, daß sehr viele Gefühle und Ausdrucksformen, die unter Deinem »Charakter« oder Deiner »Maske« verborgen sind, an die Oberfläche kommen können.
Du wirst sehr daran interessiert sein festzustellen, welche Gefühle Du in Deiner Mimik zurückhältst oder »blockierst«. Das Gesicht ist eines unserer wichtigsten Mittel, Gefühle aus-

zudrücken. Es ist aber ebenso eines unserer wesentlichsten Mittel, Gefühle und ihren Ausdruck zu blockieren. Während sexueller Erregung halten viele Leute ihre Kinnbacken stark angespannt, halten ihr Gesicht in einem starren Zustand, schließen ihre Augen und blockieren einen großen Teil der Erregungsgefühle, die sich während eines Geschlechtsverkehrs äußern wollen. Jetzt die Verspannungen aufzulösen wird Deine Empfindungen beim Geschlechtsverkehr steigern, worauf es Dir ja schließlich ankommt.

Gehen wir jetzt zum Brustkorb über und fangen wir mit den Bewegungsübungen an.

■ Über einer Tonne

Ich habe eine gepolsterte Tonne erfunden (ich nenne sie die Rosenberg-Tonne), die sich sehr gut eignet, mit dem Atem, den Stimmengeräuschen und der Art, wie Du in der Brust Spannungen zurückhältst, zu arbeiten.

Ein Wort der Warnung: führe keine Übung durch, die unbequem oder schmerzhaft für Dich ist, vor allem, wenn sie eine Biegung nach hinten einschließt. Wenn Du Schwierigkeiten mit dem Rücken hast, solltest Du diese Übungen lieber auslassen.

Die Konstruktion der Tonne ist sehr einfach. Sie besteht lediglich aus einem Holzfäßchen (oder einer innen verstärkten Waschmitteltonne) von ungefähr 45 cm Durchmesser und 90 cm Länge, das mit einem Stück Schaumgummi gepolstert und dann mit Leinen oder Kunstleder bespannt wird.

Sofern Du Dir diese Mühe nicht machen willst, brauchst Du nur eine Decke um eine solche Tonne zu wickeln und sie mit ein oder zwei Stricken festzubinden.

Bevor Du mit der Übung anfängst, vergewissere Dich, daß die Atmung in Gang ist und daß Du ein wenig Kribbeln in Deinen Händen beziehungsweise Deinem Körper empfindest.

Setze Dich mit dem Rücken gegen die Tonne und mach es Dir bequem.
Hebe Deine Arme über Deinen Kopf, und nachdem Du eingeatmet hast, rollst Du rückwärts auf die Tonne; gib dabei einen Laut von Dir... »ahhhh«.

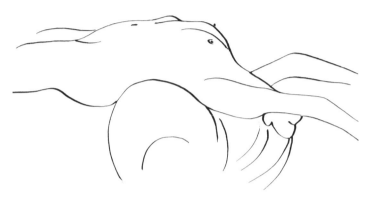

Während Du rollst, wirst Du eine oder vielleicht auch mehrere Stellen in Deinem Rücken herausfinden, die verspannt sind. Daneben wird der von Dir abgegebene Laut an diesen Punkten scheinbar unterbrochen oder verstärkt. Wenn das geschieht, rolle auf diesem Bereich hin und her, um seine Lösung zu unterstützen.

Nun fange noch einmal an, aus der Ausgangsstellung die Tonne hinaufzurollen.
Führe das so lange durch, bis Du Dich von diesen verspannten Gebieten befreit hast und sich Dein Laut nicht mehr verändert, während Du rollst, mit anderen Worten, bis der Laut ein fortgesetztes »ahhhh« bildet.

Du brauchst nicht unbedingt eine Tonne, Du könntest auch einen Hocker oder das Ende einer Couch, ein paar zusammengerollte Kopfkissen oder eine ganze Reihe anderer Dinge verwenden; die Benutzung einer Tonne erlaubt Dir jedoch, mit der Geschwindigkeit und in dem Maße hin- und herzurollen, wie es Dir am angenehmsten ist.

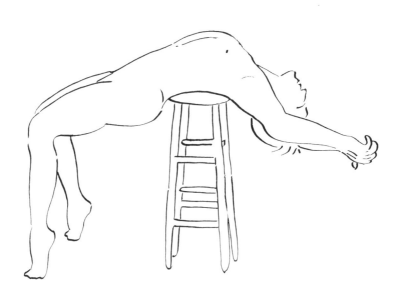

Häufig befindet sich die Verspannung, die Du auf der Tonne verspürst, genau an dem Punkt unter dem Zwerchfell. Dies ist der Hauptpunkt, auf den Du Druck ausüben wollen wirst. Sofern Du keine Tonne hast, wirst Du wenigstens Deinen Rücken dehnen und Deine Brust so weit wie möglich öffnen wollen.

Nachdem Du das Zwerchfell geöffnet hast, kannst Du weiter zurückrollen sowie hin- und herrollen, bis Du fähig bist, Deine Schultern auf dem Boden ruhen zu lassen, während nur noch Dein Becken von der Tonne unterstützt wird. Wenn Du dazu in der Lage bist, wird Dein ganzer Rumpf für eine vertiefte Atmung aufgeschlossen sein.

Diese Übung lockt bei vielen Leuten eine Furcht vor dem Fallen hervor, die dem Gefühl des Kontrollverlustes verwandt ist, das beim Orgasmus, aber auch wenn man sich verliebt, auftritt.

Fürchte Dich nicht, Du wirst nicht fallen. Achte auf Deine Atmung und stelle fest, wo Du Dich beim Rollen verspannst und anhältst. Widme Dich diesen Stellen, bis sie sich lösen wollen.

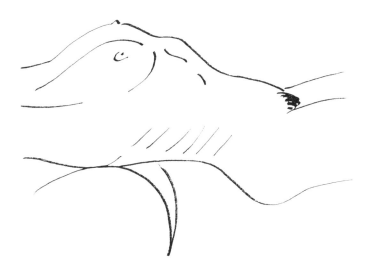

■ Aufprellen des Beckens

Du bist jetzt bereit, Dich weiter in Deinem Körper nach unten und in das Gebiet Deines Beckens hineinzubegeben.

Hebe, während Du mit angezogenen Knien auf dem Fußboden liegst, Dein Becken vom Boden hoch und laß es wieder aufprallen.

Dann drehe Dich um und führe diese Prellbewegung in der anderen Richtung durch. (Sofern Du ein Mann bist und eine Erektion hast, laß diesen Abschnitt weg. Der Kaufpreis für dieses Buch könnte sonst zum Fenster hinausgeworfen sein!).

Es hilft Dir, wenn Du beim Aufprellen die Füße an einer Wand abstützt.
Prelle Dein Becken mindestens fünfundzwanzigmal kräftig in beiden Ausgangsstellungen auf den Boden. Dies wird Dein Becken aufwecken, und es wird ihm helfen, lebendig zu werden.
Diese Übung wird vielleicht aufgespeicherte Wut freisetzen: wenn das geschieht, schlage oder klopfe auf ein Kissen.

- **Beckenschaukel**

Während Du wieder auf dem Rücken liegst, faßt Du mit den Händen Dein Becken und schiebst es beim Einatmen in einer runden Bewegung nach hinten, wobei Dein Rücken einen leichten, nach oben gewölbten Bogen bildet.

An diesem Punkt ist es sehr wichtig, daß Du die Betonung Deiner Atmung veränderst.
Bis jetzt hast Du durch Mund und Nase ein- und ausgeatmet.
Wechsle nun in einer Art geistiger Gymnastik den Ursprung Deines Atems.
Von jetzt an sollte sein Zentrum im Bereich Deiner Genitalien liegen. Mit anderen Worten:

Stell Dir vor, daß Du die Atemluft durch Deine Genitalien aufnimmst und sie dort auch ausatmest.
Laß Deinen Mund aber geöffnet und fahre fort zu seufzen, während Du ausatmest.
Deine erste Bewegung ist ein leichtes Zurückziehen des Beckens, während Du einatmest, und dann schiebst Du, indem Du die Luft aus Dir hinausläßt, Dein Becken in einer runden Bewegung nach vorne.
Laß das Becken vorne oben, bis Du bereit bist, wieder einzuatmen.

Dein Becken mag eine Neigung zum Stoßen haben; laß das immer dann geschehen, wenn es Dir angenehm ist. Sofern es Dir Schwierigkeiten bereitet, diese Übung durchzuführen und Dir gleichzeitig vorzustellen, daß Dein Atem durch Deine Genitalien ein- und ausströmt, übe erst einmal den Atmungsteil, bis Du es gelernt hast.

Wenn Du Dir der Beckenbewegung sicher bist, laß Deine Hände von den Hüften neben Dich fallen und setze die Bewegung in entspannter Weise fünfzehnmal fort.
Deine Ausatmung sollte eine Art Loslassen sein.
Deine Magengegend sollte sich nicht anspannen.
Treibe die Bewegung nicht künstlich an.
Wiege Dein Becken nur ganz leicht nach vorne und laß dabei den Atem heraus.

Diese runde Beckenbewegung ist die richtige Art des Vorwärtsdrängens beim Geschlechtsverkehr.
Wenn Du Dein Becken nicht frei schaukeln läßt, kannst Du nur starr, mit Deinem ganzen Rumpf, vorwärtsdrängen. Wenn Du diese runde Beckenbewegung erst einmal verinnerlicht hast, wirst Du sie allem, was Du bisher praktiziertest, vorziehen.

Strecke jetzt beim Ausatmen Deine Arme am Boden entlang nach unten in Richtung der Füße aus.
Probiere das ungefähr zehnmal und höre dann mit dem Ausstrecken auf, atme bloß noch und schaukle Dein Becken nach hinten und vorwärts.

Die Hauptbewegungen, die Du diesmal in Übereinstimmung bringen willst, sind folgende:
Deinen Atem mit Deiner Beckendrehbewegung.
Führe das sehr langsam durch.
Achte darauf, daß Du ausatmest, wenn Dein Becken nach vorne kommt, und darauf, wie Du Dich verspannst, indem

Du mehr Muskeln bewegst, als es für dieses einfache Wiegen des Beckens erforderlich ist.
Versuche, diese überflüssigen Muskeln zu lösen.

Wenn Du dazu erst einmal in der Lage bist, wird Dir klar werden, wie natürlich das Phänomen der Beckenbewegung ist.

○ Atme und übe diese Beckenschaukel wenigstens fünf Minuten lang, wobei Du Dich auf Deinen Atem konzentrierst... und Dich vergewisserst, daß Dein Atem »durch Deine Genitalien einströmt«, wenn das Becken sich nach hinten neigt, und durch sie hinausströmt, wenn sich das Becken nach vorne neigt.

Du stellst eventuell fest, daß Du jetzt Zittern, Schütteln und Kribbeln an den Innenseiten Deiner Beine verspürst. Das bedeutet bloß, daß sich die Energie nach unten verschoben hat. Aneinanderschlagen der Beine oder Reiben und leichte Massage machen diese Gefühle angenehmer.
Seltsame Dinge können jetzt geschehen: ganz plötzlich verspannt sich Dein Nacken oder es treten Kopfschmerzen auf, vielleicht empfindest Du Schmerz in einem anderen Körperteil. Hör auf, wenn Du fühlst, daß Spannungen in Deinem Nacken aufkommen. Während sich Dein Becken bewegt, ist es eine ganz natürliche Erscheinung, daß sich Spannung wieder in den Nacken verlagert. Die Art, wie Du den Kopf hältst, und die Art, in der Du Dein Becken hältst, hängen innerlich zusammen, weil der Nacken und das Becken zusammenwirken, so daß sich die Spannung, wenn Du anfängst, Dein Becken aufzulockern, nach oben in Deinen Nacken zurückverschieben kann.
Geschieht das, so fang nocheinmal von vorne an... beginnend erneut mit der Nackenmassage, baue wieder den sanften Atmungsrhythmus auf und arbeite Dich, während Du diesen Rhythmus kontrollierst, wieder langsam bis zur Beckenbewe-

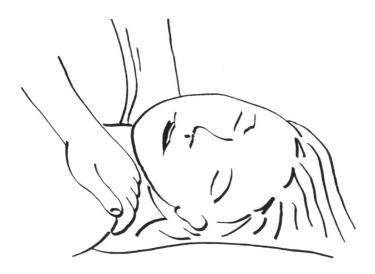

gung vor. Mit ein wenig Anstrengung sollte sich Dein Nacken wieder lösen. Verhalte Dich ebenso - Massage plus Neubeginn - bei jeder irgendwo im Körper auftretenden Verspannung. Achte während Deiner täglichen Beschäftigungen auf das Ausmaß an Spannungen, die Du ohne Grund in Deinem Becken zurückhältst - während Du gehst, tanzt oder Dich in sonst einer Weise bewegst. Versuche dann zu erkennen, wie Du diese Spannungen in Deinen Nacken verschiebst. Wenn Du diesen Ablauf häufig genug auffangen kannst, kannst Du Dir eine Menge Spannungskopfschmerzen ersparen.

■ Luftschnappen

Eine Methode, um das Atmungsmuster schnell in Gang zu bringen und das Kribbeln zu verstärken, ist das Luftschnappen nur aus der Brust heraus.

Du saugst Luft in die Brust, »hechelst« sechsmal und atmest dann einmal lang aus.

Wiederhole diese Folge ungefähr zehnmal, und Deine Atmung und Dein Kribbeln werden aktiviert sein.
Führe das nach jeder Unterbrechung Deiner Übungen durch, um schnell den vorherigen Grad der »Aufladung« wieder zu erreichen.

■ Beckenheben

Bei dieser Übung handelt es sich um ein schlangenartiges Heben des Beckens. Dies ist eine Yoga- und Tanzübung, die darauf zielt, den richtigen Vorwärtsdrang der abschließenden Beckenbewegungen während des Orgasmusreflexes zu betonen. Daneben bringt sie Deine Energie, die durch die Atmung verstärkt wurde, in Deine Füße - mit anderen Worten: sie »erdet« die Energie. Das Beckenheben ähnelt der Art, in der sich eine Schlange vom Boden erhebt, nämlich ein Wirbelsäulenglied nach dem anderen.

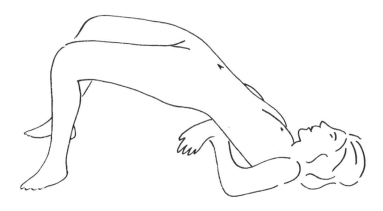

Beginne, indem Du einatmest und Dein Becken zurückziehst. Dann erhebst Du, während Du die Luft ausatmest, Dein Becken vom Boden, immer einen Wirbel nach dem anderen,

bis Du auf Deinen Schultern und Deinen Füßen ruhst (denke daran, Dir vorzustellen, daß Dein Atem durch Deine Genitalien ein- und ausströmt).
Nun kommst Du zurück, wobei Du den Vorgang umkehrst, also Dein Becken bis zum letzten Moment nach vorne oder oben geschoben läßt.
Versichere Dich, daß Du dabei vom oberen Rückenbereich ausgehend jeweils nur ein Wirbelsäulenglied zur Zeit nach unten bringst, so daß sich die Absenkbewegung in der Wirbelsäule bis zum Becken hinunter fortsetzt.
Deine Bauchdecke ist an diesem Punkt nicht gespannt.
Sie sollte entspannt sein, während sich das Becken oben und vorne befindet.
Beginne den Ablauf aus Einatmung und Zurückziehen des Beckens erst, wenn Du bereit bist, wieder einzuatmen.
Führe diese Übung in einer sehr langsamen Bewegung durch.
Probiere sie mindestens acht- bis zehnmal in jeder Übungsrunde aus.

Dies ist, wie gesagt, die *abschließende Bewegung* in einem Orgasmus: das heißt, das Becken hat sich nach vorne bewegt, der Atem ist heraus, die Füße sind geerdet. Es ist ganz entscheidend, die Ausbreitung der Erregung über Deinen ganzen Körper zu empfinden, vor allem, wie Deine Energie vom Fußboden oder aus Deinen Füßen in Dein Becken zurückflutet.

■ Bioenergetische Brücke

Diese Übung ist im Grunde eine Übertreibung der vorigen. Manchmal kann durch Übertreibung das Muskelgefühl viel leichter der Aufmerksamkeit nahegebracht werden.
Ich empfehle diese Übung nicht jedem, sie ist ziemlich anstrengend. Probiere sie einfach, wenn Du das Gefühl der Aktivierung Deines Beckens weiter festigen möchtest.

Lege Deine Fäuste unter Deine Fersen.
Dann schiebe Dich langsam auf Deinem Kopf hoch und bilde, wie beim Ringen, eine Brücke von Deinem Kopf bis zu Deinen Füßen.
Während Du einatmest, bewegst Du Dein Becken in der gleichen leichten, der Atmung zugeordneten Drehweise nach hinten, die Du bei der Beckenschaukel kennengelernt hast.
Atme in dieser Stellungsabwandlung zu der Vor- und Rückwärtsbewegung, um das Gefühl für Deine Beckenbewegung zu bekommen.

Hier fängt man an zu begreifen, was mit *Erden* gemeint ist, wie man seine Energiebewegung bis in die Füße hinunter fortsetzen kann. Gleichzeitig lernt man, die Beckenbewegung und den Atem besser aufeinander abzustimmen.

■ Erden gegen eine Wand

Stemme Deine Füße - mit dem Rücken am Boden liegend - gegen eine Wand und führe Deine Atmungsbewegung durch, indem Du Dein Becken zurückziehst, während Du Luft holst.
Atme jetzt aus, indem Du das Becken vorwärts nach oben schwenkst und vom Boden abhebst. Dabei hebst Du in einer fließenden Bewegung, aber deutlich nacheinander, jedes einzelne Wirbelglied für sich vom Boden ab, bis Du mit den Füßen an der Wand auf Deinen Schultern ruhst.
Verharre in dieser Stellung, bis Du fühlst, daß Du nach unten willst.
Führe das langsam fünf- bis zehnmal aus.
Erinnere Dich daran, in den Genitalbereich ein- und auszuatmen.

Diese Übung dient dazu, ein Gefühl dafür zu entwickeln, wie die Streckmuskeln auf der Vorderseite der Schenkel eingesetzt werden, um das Becken hoch und vorwärts zu ziehen, und auch dafür, wie Deine Energie sich mit dem Fußboden (in diesem Fall: der Wand) oder mit Deinen Füßen »erdend« verbindet.

■ Auf allen Vieren

Diese Übung ähnelt der letzten, wird aber umgekehrt praktiziert.
Du kniest auf allen Vieren.
Deine Füße sind an die Wand gestemmt.
Bewege Dein Becken zurück in Richtung Wand (Einatmung).
Komme dann mit Deinem Becken wieder nach vorne (Ausatmung), wobei Du mit den Händen auf den Fußboden und mit den Hacken gegen die Wand drückst.
Dann begib Dich langsam in Deine Ausgangsposition. Wiederhole diese Übung fünf- bis siebenmal.

Diese Übungen dienen dazu, Deine Energie in Deine Füße hinunterzubringen und Dein Becken hochzustoßen. Während Du sie ausführst, wirst Du Dich vielleicht wieder angespannt und verkrampft fühlen.

○ Sofern Spannung auftritt, ist es ratsam, zurückzugehen und herauszufinden, wo etwas zurückgehalten wird.

○ Wenn Du Deinen Atemrhythmus verloren hast, fange wieder von vorne an.

Wenn Du darauf achtest, wo Du innehältst, wirst Du feststellen, daß häufig die Leistengegend über dem Genitalbereich und der Bauch sehr angespannt sind.

■ Ausruhen des Bauches

Eine ausgezeichnete Übung zur Spannungslösung im oberen Leistenbereich:

Beuge Dich knieend nach vorne.
Lege den Kopf auf den Fußboden, wobei der Hintern hochgestreckt und die Knie ein wenig gespreizt werden.
Erlaube Dir, in dieser Stellung einfach eine Zeitlang zu atmen und ein wenig zu entspannen, wobei Du diesem Bereich die Möglichkeit gibst, sich zu lösen.

Das ist vor allem für Frauen bequem: sofern ihre Gebärmutter leicht geneigt ist (Gebärmuttersenkung), wird sie sich in dieser Stellung von selbst aufrichten. Diese Stellung löst auch Spannungen im Bauch.

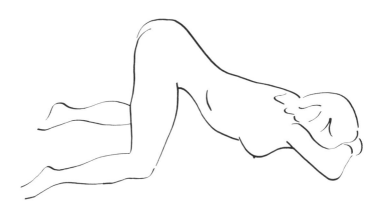

■ Auseinanderfallen der Knie

Eine andere Stelle, an der häufig Spannungen auftreten, ist die Oberschenkelinnenseite, was durch die Anspannung beim Zusammenhalten der Beine verursacht wird.

Lege Dich auf den Rücken, die Beine angewinkelt.
Hole Luft, wobei Du Dein Becken nach hinten schwenkst.
Öffne dann die Beine, indem Du die Knie auseinanderfallen läßt, während Du den Atem hinausläßt, und stell Dir vor, daß Du durch den Genitalbereich ausatmest.
Besonders wichtig ist hier der Gedanke daran, daß Du empfänglich bist, Luft in Dich hineinläßt, während Du einatmest, und daß Du Dir vorstellst, daß Du etwas in Dich »eindringen« läßt (besonders, aber nicht ausschließlich für Frauen geeignet).
Entspanne Deine Bauchmuskeln, während Du diese Übung ausführst.
Wiederhole sie ungefähr zehn- bis fünfzehn Mal, wobei Du langsam und leicht atmest.

■ Kniekreisen

Hier ist eine Übung, die sehr hilfreich ist, die Muskeln in Deinen Beinen und Deinem Bauch zu lockern.

Lege - auf dem Rücken liegend - Deine Hände auf Deinen Bauch, um sicherzugehen, daß Du Deine Bauchmuskeln nicht benutzt, wenn Du Deine Beine hebst.
Ziehe jetzt Deine Beine und Hacken sehr langsam an, so daß Deine Beine mit herabhängenden Unterschenkeln hoch über Deinem Körper liegen.
Laß Deine Beine auseinanderfallen, sich öffnen, und führe sie dann wieder auf den Boden zurück, wobei Du sie streckst.
Führe das sechs- bis sieben Mal durch. Achte auf Deine Atmung.

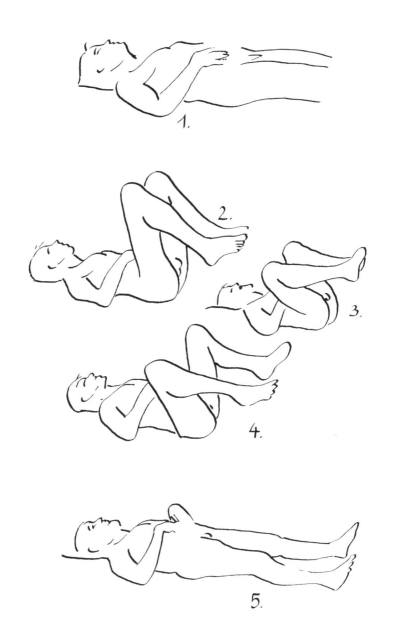

■ **Der »kleine Vogel«**

Dies ist eine alternative Übung. Viele von uns haben Jahre damit verbracht, sich »Keuschheits«-Muskeln aufzubauen, nämlich die innen liegenden Beinmuskeln, die wir benutzen, um unsere Beine zusammenzuhalten. Der »kleine Vogel« ist eine Yogaübung, die sehr hilfreich dabei sein kann, die Muskeln an den Beininnenseiten weich und nachgiebig zu machen.

Du sitzt mit gegeneinander gestellten Fußsohlen. Du umfaßt die Füße mit beiden Händen und ziehst sie so dicht wie möglich an den Körper heran.
Nun hebst und senkst Du die zu den Seiten zeigenden Knie in einer flügelschlagähnlichen Bewegung, fast so wie ein Vogel fliegen würde. Wiederhole das ungefähr fünfzehnmal.
Lehne Dich anschließend nach vorne über und versuche, Deinen Kopf bis auf Deine Füße zu bringen.

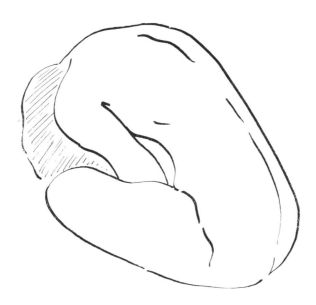

Dies dehnt die »Keuschheits«-Muskeln zwischen den Beinen und auch Nacken und Rücken. Wiederhole diese Abfolge wenigstens dreimal.

■ Der Scheidendruck

Dies ist eine Übung, die viele Frauen sehr hilfreich finden, um das Gefühl im Genitalbereich zu vertiefen. Sie wird oft Frauen verordnet, die gerade ein Kind geboren haben, um diesem Bereich Spannkraft und Nachgiebigkeit zurückzugeben.
Der Pubococcygeus-Muskel ist ein breites Muskelband, das die Scheide umgibt. Er ist reich an empfindlichen Nervenenden, die durch Druck von der Innenseite der Scheide, wie er bei sexueller Vereinigung auftritt, angeregt werden. Es ist offensichtlich, daß dieser Muskel, wenn er während des Eindringens gedehnt wird, Dir umso mehr Lustgefühle geben kann, je fester und spannkräftiger er ist. Ein schlapper, schlaffer Pubococcygeus wird Dir kaum Gefühle verschaffen.
Wenn Du Deinen Urinfluß anhältst, kannst Du die Lage dieses Muskels orten, weil Du ihn dazu verwendest. Versuche auch zu anderen Zeiten, diesen Muskel zusammenzuziehen. Nachdem Du einen Finger in die Scheide eingeführt hast, sollte es Dir möglich sein, die Kontraktionen zu fühlen.

Lege Dich für diese Übung hin und konzentriere Dich auf Dein Atmungsmuster.
Nun ziehe Deinen Muskel beim Einatmen zusammen, ziehe ihn beim Luftholen nach innen und entspanne ihn beim Ausatmen.
Du magst feststellen, daß Du Deine Bauchmuskeln mit dem Pubococcygeus-Muskel gemeinsam zusammenziehst. Bei einiger Übung wirst Du es lernen, ihn ohne gleichzeitige Kontraktion der Bauchmuskeln zusammenzuziehen.

Nun presse nach unten, als ob Du etwas aus Deiner Scheide herauszudrücken oder in Eile zu urinieren versuchtest.
Fahre fort, regelmäßig zu atmen.
Wiederhole jede dieser Übungen zehnmal und steigere das innerhalb von zwei oder drei Wochen auf fünfundzwanzigmal.

Dies ist eine Übung, die Du zu jeder Zeit und an jedem Ort, den Du wählst, ausführen kannst, zum Beispiel während Du vor einem Kino anstehst oder auf einen Bus wartest - es wird keiner merken. Zieh diesen Muskel einfach zusammen und entspanne ihn. Danach ziehst Du ihn an und hältst ihn so lange, bis Du bis drei gezählt hast. Wiederhole das jeweils einige Male, immer wenn es Dir gerade einfällt. Du wirst zusammen mit Deinem Sexualpartner Wohltaten aus dieser Übung ernten.

■ Der japanische Hodenzug

Diese Übung ist eine japanische Massagetechnik für Männer, bei denen Hoden und Penis die meiste Zeit fest hochgezogen sind. Sie bietet eine Unterstützung, um Entspannung und Wahrnehmung in den Bereich des Hodensackes und der Hoden zu bringen, und hilft, genitale Verspannung zu lösen. Die Übung kann in jeder Lage und zu jeder Zeit ausgeführt werden, in der Spannung empfunden wird.

Nimm einen Hoden in jede Hand und ziehe sanft nach unten, einmal für jedes Jahr Deines Lebens (wenn Du fünfunddreißig Jahre alt bist, zieh an jedem Hoden fünfunddreißigmal). Ziehe nach unten, halte fest, bis Du bis drei gezählt hast, und laß dann los.

Diese Übung ist Männern, deren Hoden ganz frei herabhängen, nicht zu empfehlen.

■ Hocken

Hocken hilft, die Körperorgane in eine gute Lage zu bringen, um den Genitalbereich zu öffnen und zu entspannen. Mancheinem, der solche Übungen nicht gewohnt ist, kann dies schwer fallen. Wenn Du Dir ein Buch unter die Hacken legst, wird die Übung viel leichter.

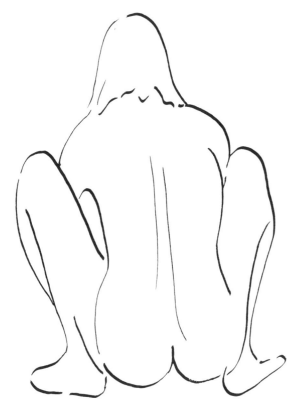

Geh in die Hocke.
Bringe Deine Oberarme zwischen Deine Beine, falte die Hände und winkle die Arme an, um zusätzlichen Druck auf die Beininnenseiten auszuüben.

Dann strecke Deine Arme vor Dir aus.
Du magst Dich an irgend etwas festhalten wollen, um die Stellung besser beibehalten zu können.

Diese Übung regt den Energiestrom durch den ganzen Körper an.
Sie bringt Dich auch mit dem *Erden* Deiner Hacken in Berührung, so daß Du Deine Füße und Deinen Energiefluß gleichzeitig fühlen kannst, während Du weiterhin rhythmisch atmest.

○ Denk daran, daß die Atmung das wichtigste ist.

Du solltest ein beständiges Atmungsmuster beibehalten, während Du diese (und jede andere) Übung ausführst. Bleibe wenigstens drei Minuten lang in dieser Stellung.

■ Bioenergetisches Rumpfbeugen

Es handelt sich hier um eine grundlegende bioenergetische Übung, die dabei hilft, Deine Energie durch den ganzen Körper strömen zu lassen.

Stehe aufrecht und drehe Deine Zehenspitzen leicht nach innen.
Knie nicht durchdrücken, sondern entspannt lassen - mit leichter Beugung.
Lege Deine Fäuste auf die schmalste Stelle Deines Rückens und lehne Dich so weit zurück, wie Du kannst.
Du wirst feststellen, daß Deine Beine nach kurzer Zeit anfangen zu zittern und zu schütteln.
Fühle den Boden unter den Füßen.
Während sich die Energie ausbreitet, lege Deinen Kopf nach hinten; das hilft Dir dabei, den Brustkorb nach hinten zu ziehen.
Atme tief weiter.

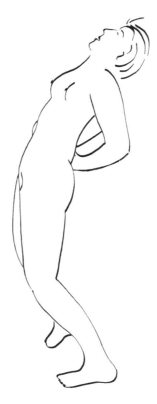

Beuge Dich jetzt nach vorne, wobei Du Deine Hände locker bis zum Boden herabhängen läßt.

Falsch ist es, hierbei das Körpergewicht zu sehr nach hinten auf die Hacken zu verlagern; deshalb Vorlehnen in der beschriebenen Weise mit entspannten Beinmuskeln - das wird der Energie einen freien Fluß gewähren.

Du kannst diese Übung ungefähr dreimal nach hinten und vorne durchführen, wobei Du in jeder Stellung wenigstens eine Minute lang verbleibst. Diese Übung hat wie die meisten anderen die Tendenz, die Freisetzung von Gefühlen zu verstärken. Deshalb ist es wichtig, daß Du diesen Gefühlsstrom erlaubst und sogar förderst.

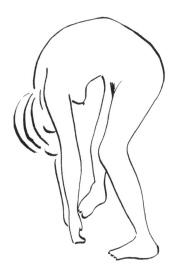

Sofern Du beispielsweise in der rückwärtigen Stellung Wut fühlen solltest, dann übertreibe den Ausdruck der Wut, indem Du Dein Kinn herausstreckst oder knurrst, knurre wie ein wildgewordener Hund. Das wird die Äußerung des Gefühls erleichtern.

■ Vortreten

Diese Übung ist sehr hilfreich, um ein Gefühl dafür zu bekommen, wie Du durch Bewegung der Streckmuskeln an der Oberschenkelvorderseite Energie in Deine Füße bringst.

Stehe aufrecht mit dem Rücken an einer Wand und führe in dieser Stellung das Beckenheben durch.
Ziehe Dein Becken zurück, während Du Luft holst, und drücke mit Deinem Genitalbereich nach vorne, während Du den Atem hinausläßt (denk daran, daß er durch die Genitalien hin-

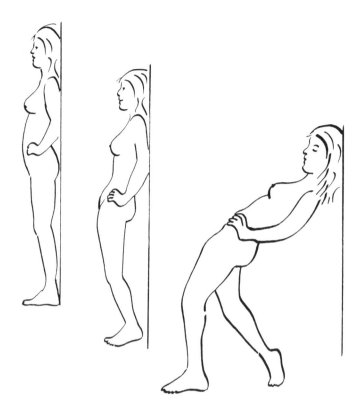

durchgeht). Dein Rücken wird sich automatisch von der Wand entfernen, Wirbel um Wirbel, ausgehend vom Steißbein. Sofern Du stark genug drückst, wirst Du sehen, daß die Streckmuskeln Deiner Beine dieser Bewegung nach vorne folgen müssen, um sie aufzufangen.

Wenn Du einen Schritt vorwärts machst, aktivieren jene Muskeln das Becken, und Du bekommst das Gefühl für die Vorwärtsbewegung. Tritt mit jedem Fuß fünfmal nach vorne.

Diese Übung kann jederzeit ausgeführt werden, während Du auf den Bus wartest oder zwischen Abschnitten der Tagesarbeit, um den Eindruck dieser Bewegung nach vorne und unten im Bewußtsein zu behalten.

Zusammenfassung

Diese Übungen sind dazu bestimmt, die Harmonie zwischen Deiner Beckenbewegung und Deiner Atmung zu stabilisieren und zu fördern. Jedesmal, wenn Du von einer Übung zur nächsten übergehst, stellst Du vielleicht fest, daß Du Deine Atmung unterbrochen hast, von der Bahn Deiner Atmungsfolge abgewichen bist, oder daß Du nicht mehr in richtiger Verbindung zu Deiner Beckenbewegung atmest.

Deine vorwärts- und aufwärtsgehende Ausatmung muß während des Orgasmusreflexes stattfinden. Das wichtigste bei diesen Übungen ist, die Bewegung Deines Beckens beim Atmen weich und fließend zu halten - rückwärts und vorwärts. Wenn Du an diesem Punkt angelangt bist, Dich also ohne Veränderung Deines Atmungsmusters durch diese Übungsfolge hindurcharbeiten kannst, dann bist zu bereit, die Übungsarbeit mit einem Partner zu beginnen.

Obwohl die meisten dieser Übungen zu Hause durchgeführt werden müssen, unter den idealen, ruhigen und warmen Bedingungen, die ich früher besprach, können einige an jedem Ort und zu jeder gewünschten Zeit probiert werden.

Fang zum Beispiel an, jedesmal, wenn Du gehst oder Dich bewegst, darauf zu achten, wie Du Deinen Atem und Deine Bewegungen anhältst... stelle fest, wo Du Deine Verspannungen trägst und laß sie dann los.

Ich habe sogar herausgefunden, daß ich das Beckenschaukeln während einer Autofahrt dazu verwenden kann, meine Energie im Fluß zu halten.

Hole lediglich Luft »durch Deine Genitalien« und wiege Dein Becken nach hinten. Während Du ebenso ausatmest, bewege Dein Becken nach vorne und stelle Dir vor, daß Deine Bewegung dazu beiträgt, Deinen Wagen auf der Straße voranzubringen!

Führe die *Hockübung* als erstes nach dem morgendlichen Aufstehen durch. Selbst wenn Du keine Zeit für irgendeine weitere Übung hast, wird Dir diese dabei helfen, Deine Energie für den kommenden Tag zu aktivieren.

Leute, die körperlich in irgendeiner Weise eingeschränkt sind und dennoch eine sehr befriedigende und liebevolle Beziehung zu einem anderen Menschen pflegen, können durch die Ausführung dieser Übungen ihre körperliche Erregung steigern, selbst wenn sie vielleicht teilweise gelähmt sind. Diese Übungen regen das autonome (dem Willen normalerweise nicht zugängliche) Nervensystem an und helfen jedem dabei, den Grad der Erregung zu steigern.

Diese Übungen wurden entwickelt, um Deine gesamte Körperenergie im allgemeinen und Deine sexuelle Energie im besonderen anzuregen. Setze sie auch dann noch fort, wenn Du angefangen hast, mit einem Partner zu üben, und zwar auch in den Sitzungen mit Deinem Partner.

Wenn dann die grundlegenden Ziele des gemeinsamen Übens erreicht wurden, können die Übungen auch danach fortgesetzt werden, um auf diese Weise die Energie im Fluß zu halten. Führe sie als Teil Deines allgemeinen Übungsprogramms zur Verbesserung Deiner Gesundheit und Deines Tagesablaufs durch.

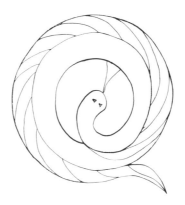

Vorbemerkung zu den Partnerübungen

Wenn Du in die Partnerübungen einsteigst, liegt Deine Hauptaufgabe darin, die Energie, die Du durch das allein vollzogene Üben gewonnen hast, in die neue Beziehung einzubringen. Die *Einzelübungen* reichen hin, um Dich Deine Erregung ahnen zu lassen sowie Dich zu lehren, wie Du am besten atmest und Dich bewegst, so daß Du das sanfte Strömen Deines Körpers im Orgasmus erfahren kannst.
Jetzt ist es Deine Aufgabe, diese Erregung in der Gegenwart eines anderen Menschen aufrechtzuerhalten... sie sogar zu steigern, indem Du Kontakt aufnimmst und die Gegenwart des anderen Menschen spürst. Wenn Du mit einem anderen übst, kommt es vor allem darauf an, Dir Deiner Gefühle über die Beziehung bewußt zu sein, weil es sich im Bereich Deiner Gefühle vollzieht, wenn Du Deine Erregung und Dein Vergnügen ausschaltest.
Es ist absolut notwendig, in der Übungsarbeit mit einem Partner das Verständnis aufzubauen, daß die Verantwortung für die sexuelle Erregung bei jedem Beteiligten verbleibt.
Sobald Du versuchst, jemand anderen zu lehren, Erregung zuzulassen, wirst Du automatisch eine Niederlage erleben. Du kannst niemanden veranlassen, irgend etwas zu genießen. Du kannst etwas dazu beitragen, es zu erleichtern, aber Du kannst niemanden dazu bringen, irgend etwas zu genießen!
Ich möchte diesen Punkt noch einmal für jene hervorheben, die es für ihre Pflicht halten, ihrem Partner zu helfen, und die dabei nicht erkennen, daß sie oft in den Innenraum des anderen eindringen und ihn seines Rechts berauben, sein eigenes Potential zu entwickeln. Mir fällt dazu eine Geschichte von Kazantzakis über den Heiligen Franziskus ein, der auf

dem Berge stand, eins mit dem Universum, in vollkommener Seligkeit und Freude, im Zustand des »Satori«.
Ganz plötzlich begann er an all die armen, elenden, leidenden Menschen zu denken, die nicht auf seiner Stufe der Seligkeit standen, und er sprach mit sorgenbeladener Stimme zu Gott: »Aber Gott, was ist mit diesen armen, leidenden Menschen?« Und eine tiefe Stimme kam aus dem Himmel: »Franziskus, diese anderen sind mein. Sorge für Dich selbst!«
Falls Du die Verantwortung für die Erregung Deines Partners mitübernimmst, anstatt sie ihm zu überlassen, ist Eure gemeinsame Übungsarbeit zum Scheitern verurteilt.
Wenn Du mit einem Partner arbeitest, ist es wichtig, daß Ihr beide sofortige Befriedigung zugunsten möglicher langfristiger Befriedigung zurückstellt. Obwohl es nicht regelmäßig geschieht, kann es sein, daß Du während der Übungen sexuell erregt bist, als Mann vielleicht sogar eine Erektion hast. Hierdurch wird sich Dir die Möglichkeit bieten, Deine Erregung über Deinen ganzen Körper auszubreiten, anstatt sie in Deinen Genitalien zu sammeln. Bleibe bei der Bewegung und der Atmung.
Es gibt keine Regel, die besagt, daß Du, sofern Du sexuell erregt bist, diesen Drang sofort befriedigen müßtest. Genieße Deine Erregung und laß sie Deinen Übungen Energie hinzufügen. Es ist wichtig, diese Möglichkeit im voraus offen mit Deinem Partner zu besprechen und Deine Gefühle der sexuellen Erregung zuvor mit ihm zu klären.
Denke daran: Diese Übungen sollen Deine Sensibilität für Erregung steigern. Falls Du nicht bereit bist, diese Arbeit zu leisten, falls Du Dich hochbringst und dann gleich einem Orgasmus zustrebst, bevor Du fähig bist, diese Aufladung jede beliebige Zeitspanne über auszuhalten, wirst Du Deine Möglichkeit verringern, erfolgreich mit den Übungen zu sein. Aus diesem Grund empfehle ich, daß Du innerhalb der Übungsarbeit mit einem Partner keinen Orgasmus anstrebst. Später werden ich über die Anwendung dieser Übungen zur Steige-

rung der Erregung des Vorspiels und des Orgasmuszyklus schreiben. Das ist dann der passende Zeitpunkt, um über die Lösung Deiner Aufladung in einem Orgasmus nachzudenken. Die folgenden gemeinsamen Übungen sollen sehr langsam ausgeführt werden, und beide Partner müssen bereit sein, sich der Aufgabe hinzugeben. Es ist wirklich besser, allein zu üben als mit einem unkooperativen oder ungeduldigen Partner zu arbeiten. Diese Arbeit kann nicht beschleunigt oder im Durchmarsch vollbracht werden. Die verspannten Bereiche müssen immer wieder erfahren werden, bevor Du anfängst, sie zu lösen. Dies mag ein wenig schwierig und entmutigend klingen, aber die Verspannungsmuster Deiner Muskeln, die Deinen Körper in Abwehr halten, sind nicht über Nacht entwickelt worden, und es wird einige Zeit dauern, um neue Reaktionsweisen einzuüben. Falls Ihr auf diese Weise zusammenarbeiten könnt, werdet Ihr eine neue Art des lustvollen Vergnügens entdecken, nämlich die Fähigkeit, diese Situation miteinander zu teilen, die zu erleben keiner von Euch zuvor fähig gewesen sein mag.

Um miteinander zu üben, werdet Ihr Euch selbst, Eure Beziehung und Eure Kommunikationsweisen füreinander transparent machen müssen. Beide Partner müssen sowohl auf sich selbst als auch jeder auf den anderen achten. Viele unter uns können die sexuellen Erfahrungen und lustvollen Gefühle zulassen, die mit selbstbezogenem Sex oder mit Phantasien einhergehen, aber wenn wir uns in der Gegenwart eines anderen Menschen befinden, können wir diese Gefühle nicht mehr äußern. Statt dessen empfinden wir Gefühle der Verwirrung, Schuld etc.

Manche Frauen erlangen durch Masturbation leicht einen Orgasmus und finden es dennoch unmöglich, einen Höhepunkt zu erlangen, wenn sie mit jemand anderem zusammen sind. Männer finden oft, sie erreichen zu früh einen Höhepunkt. Es ist äußerst wichtig für die Übung mit einem Partner, daß Du mit diesem Menschen Kontakt und Kommunikation aufrecht erhältst, so daß Du die Gefühle in Deinem Körper erfährst und geschehen läßt und Dir gleichzeitig der Gegenwart und der Wirkung des anderen Menschen auf Dich - und umgekehrt - bewußt bist. Diese Übereinstimmung der Gefühle oder dieses Verschmelzen ist Teil des Zieles, auf das Du hinarbeiten wirst. Wie ich bereits früher erwähnte, werden Dich diese Übungen Deinen Emotionen näherbringen. Das trifft für die Einzelübungsarbeit genauso wie für die mit einem Partner zu.

Du magst zusätzliches Unbehagen empfinden, wenn Du nicht gewohnt bist, Deine Gefühle in der Gegenwart eines anderen auszudrücken. Ganz plötzlich, wenn Du anfängst zu atmen, wirst Du vielleicht von Gefühlen »übermannt«. Insbesondere sind viele Männer nicht daran gewöhnt, sich so zu fühlen, als würden sie gleich anfangen zu weinen. Zu weinen ist ein normales Ereignis während dieser Art des Übens. Dir ist viel leichter zum Weinen zumute, wenn Du Deine Gefühle steigerst. Wir alle haben genügend Gründe, um zu weinen. Wäre das anders, wären wir nicht menschlich.

Es gehört zur Aufgabe Deines Partners, Dich wissen zu lassen, daß Du diese Gefühle zulassen kannst, um Dir schließlich wieder Vertrauen und Sicherheit zu geben. Laß diese Gefühle heraus; Du wirst nicht ewig weiterweinen.

Denke Dir Deinen Körper als einen Eisberg, einen riesigen Eisberg, der viele Jahre dazu brauchte, seine Kälte, seine Gefühllosigkeit und seine harte äußere Schale aufzubauen. Der größte Teil seiner Masse liegt unter der Wasseroberfläche, so daß der einzige Teil, der schmilzt, wenn die Sonne herauskommt und anfängt, ihn aufzutauen, der über der Wasserfläche ist. In dem Maße, in dem dieser Teil taut, taucht ein weiterer Teil auf. Und so bildet dieser Schmelzprozeß, das Weinen, das Erlauben dieser Gefühle, einen fortdauernden Teil des Wachstumsprozesses. Bevor Du nicht etwas »auftauen« kannst, bevor Du nicht mit all Deinen Gefühlen vertraut sein kannst, ist es unmöglich für Dich, Deinen lustvollen Gefühlen eine Steigerung zu erlauben.

Manche Leute glauben, weil jemand weint oder sehr in seine Gefühle vertieft ist, müßte etwas unternommen werden. Wenn ein Kleinkind weint, versucht es gewöhnlich, einen gewissen Einfluß auf seine Umgebung auszuüben, um etwas geschehen zu lassen. Wir reagieren darauf, indem wir es auf dem Arm nehmen, um es zu trösten oder zu beruhigen. Während dieser Übungsarbeit sollst Du nur *bei* Deinem Partner sein und ihm oder ihr erlauben, Empfindungen zu zeigen; es gibt nichts, was Du seinetwegen tun kannst oder tun mußt. Sei nur da, bleibe in Kontakt und laß es geschehen.

Weinen, Gefühle der Einsamkeit oder der Wunsch, umarmt werden zu wollen, gehören zu den Emotionen, die auftreten können. Andere Gefühle, die bei dieser Arbeit hervorkommen können, sind Wut und Groll. Wenn Du mit Wut konfrontiert wirst, dann schlage auf ein Kissen, beiße hinein oder verdrehe es mit den Händen. Diese Gefühle müssen herausgelassen werden, *aber sie dürfen nicht gegen den Partner gewendet werden.* Laß sie lediglich geschehen.

Diese Gefühle mögen Dich aufgrund ihrer Intensität überraschen. Du magst vielleicht das Bedürfnis haben, Dich selbst oder jemand anders töten zu wollen. Du hast »Katastrophenahnungen«, die sich, wenn Du ihnen bis zum Schluß folgst, als unbegründete Phantasie enthüllen werden. Du kannst Dich damit trösten, daß Du weißt, daß Du diese Gefühle abschalten kannst. Du weißt, wie das geht; Du hast es ein Leben lang gemacht.

Falls Du Dich in einem Zustand befindest, in dem Deine Gefühle überwältigend scheinen, wo Du nicht mehr weitermachen kannst, kannst Du immer Rat suchen, und ich empfehle Dir sehr nachdrücklich, professionelle Hilfe zu suchen, wenn Du auch nur vermutest, daß Du sie benötigst. Suche einen Psychologen oder Psychiater auf und sprich mit ihm. Laß jemanden Deine Gefühle teilen; vielleicht ist das das Wichtigste, was Du in Deinem Leben getan haben wirst. Falls Du jetzt Deine Gefühle ausblendest und Dich in Deinen Eis-

berg zurückziehst, wirst Du vielleicht nie wieder an sie herankommen. Wenn man anfängt zu erkennen, wie abgeschaltet man ist, und professionelle Hilfe aufsucht, ist das gewöhnlich ein bedeutsamer Schritt im Leben.
Falls das Ausmaß Deiner Gefühle nicht über das hinausgeht, was Du verarbeiten kannst, komm einfach später darauf zurück; sie werden dann anders aussehen. Handhabe es so, wie Du es mit Deiner Atmung hältst... ein bißchen mit jedem Mal. Auf diese Weise wirst Du fähig sein, Dich mit diesem Gefühl auseinanderzusetzen; bald wird es Dich nicht mehr quälen.
Ich habe vor allem über die Emotionen gesprochen, die mit dieser Übungsarbeit einhergehen. Andere Gefühle, die entweder bei der Arbeit allein oder bei der mit einem Partner auftreten werden, sind körperliche Empfindungen.
Während Du atmest, empfindest Du Prickeln und Zittern. Dein Körper beginnt zu zucken.
Manchmal wird die Energie so stark, daß Du meinst, Du könntest Dich nicht zurückhalten. Geschieht das, so stehe auf und springe herum, laß etwas Musik spielen und tanze... laß die Energie heraus, laß sie los.
Wenn das Zittern so stark wird, daß Du es als überwältigend empfindest, lege Dich auf eine Seite in einer Stellung, die der eines Fötus im Mutterleib entspricht, zusammengerollt wie ein Säugling - liege bloß so da, während Du langsam atmest...
Deine Atmung, Dein Prickeln, alles wird sich in ein paar Minuten beruhigen. Du verfügst über ein Sicherheitsventil; Du kannst jederzeit die Energie wieder abschalten.
Falls Dein Partner in diesen Zustand kommt, kannst Du ihm manchmal schon allein dadurch helfen, daß Du ihn sich in der Fötusstellung zusammenrollen läßt und ihn hältst. Lege Deine Arme um ihn - ungefähr so, wie Du ein Kleinkind im Arm hältst, nicht um seinen Kopf, sondern um seinen Körper.
Was ist, wenn diese Übungen nicht funktionieren? Vielleicht sagst Du: »Ich habe all diese Atemübungen und meine Beckenbewegungen gemacht, dann springe ich ins Bett, und sobald

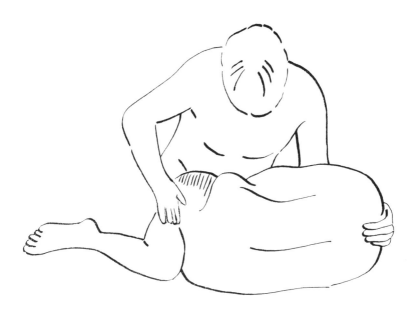

ich meine Freundin sehe, geht mir einer ab.« Oder: »Ich arbeite so intensiv, wie ich kann, und bin noch immer nicht in der Lage, einen Orgasmus zu empfinden. Ich habe all Deine Empfehlungen befolgt; das ist alles Unsinn.« Es kann sein, daß Du in Deiner sexuellen Beziehung in eine »Show-Falle« geraten bist, und daß Du automatisch in einer bestimmten Weise handelst.

Je intensiver Du Dich selbst während des Geschlechtsverkehrs wahrnimmst, desto leichter kannst Du erkennen, ob gerade das bei Dir geschieht. Solch ein Problem ist nach meiner Ansicht jenseits der Reichweite eines jeden Buches. Falls die Übungen noch nach einigen Wochen der Arbeit keine Wirkung bei Dir zu zeigen scheinen, könnte das ein Anzeichen dafür sein, daß für Dich Beratung hilfreich wäre. Diese Übungen wurden nicht für Leute entworfen, die ein ernsthaftes Sexproblem haben. Es gibt heute Sexualberatungsstellen in den meisten Städten, die eingerichtet wurden, um gerade bei diesen Schwierigkeiten zu helfen.

Beim Beschreiben dieser Übungsfolge muß ich oft einen Partner vom anderen unterscheiden, und da bin ich auf Sprachschwierigkeiten gestoßen. Ich versuchte es mit Partner A und Partner B, »Ausführender« und »Helfer« etc., wobei keiner der Ausdrücke klar genug ist. Keiner scheint angemessen zu beschreiben, ohne zugleich zu platt zu sein. Ich wählte schließlich als Kompromiß »aktiv« und »passiv«, wobei ich auf den Vorbehalt hinweisen möchte, daß ich beim Gebrauch des Wortes »passiv« eine passive (das heißt eine offene, empfängliche) *Teilnahme* einschließe.

Beginne mit Deinem Partner, indem Du mit ihm eine Reihe von Terminen festlegst, zu denen Ihr Euch trefft; laßt jede Sitzung wenigstens eine oder zwei Stunden dauern, und das vielleicht dreimal wöchentlich. Ich schlage vor, daß jeder von Euch eine ganze Sitzung über oder für die Sitzungen einer ganzen Woche in der jeweiligen Rolle als »aktiver« oder »passiver« Partner verbleibt, und daß Ihr dann in der nächsten Sitzung oder in den Sitzungen der nächsten Woche die Rollen tauscht. Versucht nicht, die Rollen nach jeder Übung umzukehren, sonst werdet Ihr Eure Energieaufladung und Euren Rhythmus verlieren.

Ihr werdet vielleicht nicht in der Lage sein, Euch mehrere Sitzungen lang durch die ganze Übungsfolge zu arbeiten. Wenn Ihr sie alle in der ersten Sitzung absolviert, arbeitet Ihr zu schnell und müßt mehr Zeit für jede Übung aufwenden. Wenn Ihr könnt, stellt Euch vor, Ihr bewegtet Euch im Zeitlupentempo - so sollte diese Übungsarbeit durchgeführt werden.

Die Folge bis zum *Heben und Schaukeln des Beckens* mag vielleicht in den ersten zwei Stunden vollbracht werden.

Vom *Beckenschaukeln* bis einschließlich zum *Erden* sollte es eine weitere Stunde dauern.

Beginnt jede Sitzung jedesmal mit der Anfangsübung - macht nicht dort weiter, wo Ihr in der letzten Sitzung aufgehört habt, weil das dann jeweils einen Teil des Körpers außerhalb des Energiestroms ließe.

Die Übungen zum »Kennenlernen« brauchen eigentlich nur in der ersten Sitzung gemacht zu werden - danach könnt Ihr sie weglassen und direkt zu den Atmungs- und Bewegungsübungen übergehen.

Während der Ausführung der Übungen werdet ihr vielleicht manchmal das Bedürfnis haben, mehr Zeit auf die Atmungsfolge zu verwenden, um die Atemenergie zu erhöhen, und Ihr werdet dazu die gesamte Übungszeit verlängern müssen. Einige der Einzelatmungsübungen können einfach für diesen Zweck absolviert werden.

Eine mögliche Vorgehensweise - die dazu dienen soll, das Unterbrechen der Übungen zur Reflexion über den Buchtext zu vermeiden - liegt darin, einen Umriß der Übungsfolge auf eine Kassette zu sprechen. Vielleicht gibt es einiges, was Du herauslassen oder auch aus dem Abschnitt *Einzelübungen* hinzufügen willst.

O Nimm Dir Zeit, entspanne Dich und genieße die Übungen!

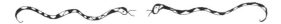

Partnerübungen

Wenn Du mit einem Partner übst, ist es nicht nötig, dabei nackt zu sein. Nacktheit stört sogar manchmal. Falls Nacktheit unrealistische Erwartungen schafft, dann zieht Euch etwas an. Die Hauptsache ist, damit vertraut zu werden, mit einem anderen Menschen zusammen zu sein. Mit jemandem zusammen zu sein bedeutet, zu akzeptieren, wo er oder sie ist... nichts zu erwarten, nichts zu verlangen, keiner Forderung ausgesetzt zu sein, und sich selbst keine Erwartungen aufzuerlegen.
Wenn dies möglich ist, wenn Du wirklich den anderen Menschen ansehen kannst mit dieser ihn annehmenden Zuwendung ohne Ansprüche, dann ist es möglich, mit der gemeinsamen Arbeit anzufangen. Falls Ihr das nicht könnt, solltet Ihr über das sprechen, was Euch davon abhält. Benennt, was Ihr von dem anderen Menschen wollt; drückt Eure Ansprüche aus. Betrachtet das als wichtigen Teil dieser Übung und versucht, eine innere Haltung zu entwickeln, die frei von Ansprüchen ist, bevor Ihr anfangt.

■ Das Spüren des anderen

Nachdem Ihr Eure Beziehung mit Worten geklärt habt, legt Ihr Euch zuerst nebeneinander Kopf bei Fuß auf den Boden, jeder legt eine Hand auf den Bauch des anderen nahe des Sonnengeflechts (Solarplexus).
Fühlt den Rhythmus des anderen.
Du wirst jetzt vielleicht ein wenig Nervosität bemerken, und daß der Bauch Deines Partners ganz leicht zittert.
In dieser Lage kannst Du sein Herz und dessen Schlag fühlen.

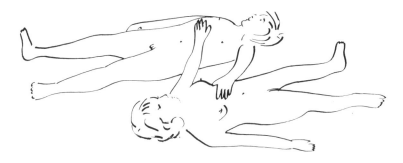

Du kannst seine Erregung spüren.
Bleibt in dieser Weise wenigstens fünf Minuten liegen (seht auf die Uhr)... bis Eure Rhythmen anfangen, ineinander überzufließen.
An diesem Punkt werdet Ihr bemerken, daß Eure Atemzüge ungefähr gleichzeitig zu kommen scheinen.
Strengt Euch nicht an, um das geschehen zu lassen.
Liegt nur ruhig da und achtet aufmerksam auf den Atemrhythmus des anderen.

■ Zwiegespräch der Augen

Dies ist eine stille, völlig lautlose Übung.

Setzt Euch aufrecht gegenüber, nehmt Euch bei den Händen und seht einander an.
Haltet einander gleichwertig.
Du hältst die Hände Deiner Partnerin nicht mehr als sie Deine hält.
Bleibt in dieser Stellung ein wenig sitzen und beginnt, einander in die Augen zu sehen, um das Gefühl der Gegenwärtigkeit entstehen zu lassen.
Mit »Gegenwärtigkeit« meine ich die positive Antwort auf die Fragen:
Bist Du hier?

Ist Dein Partner hier?
Es ist möglich, in einem Raum zwar mit dem Körper anwesend zu sein, aber nicht mit seiner ganzen Aufmerksamkeit.

Manchmal reicht es aus, bloß mit einem anderen Menschen zusammen gegenwärtig zu sein, um Dich zu veranlassen, nervös zu werden, Dich abzuschalten, nach innen zurückzuziehen und nach außen abzuschließen oder Deine Atmung zu verändern oder gar anzuhalten.

Sieh den anderen Menschen an; sieh, ob er gegenwärtig ist und erkenne das mit Dank an.
Setzt dieses Zwiegespräch der Augen eine Zeitlang fort.
Nehmt weiter Kontakt zueinander auf - ein Augen-Zwiegespräch ähnelt einem verbalen Zwiegespräch; der Unterschied liegt darin, daß Ihr ausschließlich die Augen verwendet.
Denkt daran, während dieser Übung nicht zu sprechen.
Seht Euch nur an.
Jetzt schließt Ihr beide Eure Augen und lenkt Eure Aufmerksamkeit in den eigenen Körper nach innen.
Versucht, Euren eigenen Mittelpunkt zu finden, einen inneren Ort der Stille in jedem von Euch.
Erfahrt, wie es ist, wenn jeder bei sich selbst ist.
Bleibt wenigstens eine Minute lang »dort«.
Kehrt jetzt zur Gegenwärtigkeit zurück.
Öffnet die Augen und seid Euch wieder Eures Partners bewußt.
Wie ist es, »hier« zu sein?
Wie fühlst Du Dich »hier«?
Vergleicht dieses »Hier« mit dem »Dort«, Eurem inneren Selbst.
Geht wieder nach innen.
Erfahrt Euer »Innen« in vollerem Umfang.
Kommt wieder zurück.
Öffnet jetzt Eure Augen und nehmt wieder Kontakt zueinander auf.

Jeder von Euch kann damit fortfahren, zwischen dem »Hier« und dem »Dort« hin- und herzuwechseln, um dabei die innere Erfahrung mit der äußeren zu vergleichen.
Komme jetzt in das »Hier« mit Deinem Partner zurück und verharre.
Lenke Deine Aufmerksamkeit auf Deine Hände und die Deines Partners.

Diese ineinander übergehende Kontaktaufnahme und das Sich-Zurückziehen kann für Dich in mehrfacher Hinsicht von Nutzen sein. Indem Du Dich kurzfristig aus einer Situation in Deine körperliche Erfahrung oder Dein inneres Selbst zurückziehst, kannst Du gewöhnlich etwas Ruhe und Unterstützung erlangen; dann kannst Du mit mehr Energie in die Gegenwart zurückkehren... Du bist ihr besser gewachsen. Oft wirst Du »dort« entdecken, was Dir »hier« fehlt. Ich werde noch ein bißchen mehr über Kontaktaufnahme und Rückzug in dem Kapitel *Wie Du Deinen Verstand verlierst* sprechen.

■ Lautlose Unterhaltung mit den Händen

Stelle Dir vor, daß Deine Hände sprechen können oder eine Stimme haben.
Finde etwas über Deinen Partner heraus, indem Du Deine vorgestellte »Hand-Stimme« zu Deinen Partner sprechen läßt, und erlaube danach den Händen Deines Partners zu »antworten«.
Jeder Partner stellt sich eine Unterhaltung zwischen den Händen vor, aber keiner spricht sie laut aus.

Eine Unterhaltung könnte etwa so ablaufen:
»Ich halte Dich fest, weil ich mich nervös fühle, und ich spüre, daß mich Deine Ruhe wieder sicher macht.«
Die Hände Deines Partners könnten vielleicht antworten:

»Habe bitte keine Angst, ich werde Dir nicht weh tun.«
Oder: »Ich fühle mich auch verspannt und halte mich an Dir fest«.

Setzt dieses vorgestellte Zwiegespräch so lange fort, wie Eure Hände ausdrücken können, was Ihr empfindet; und dann sprich mit Deinem Partner über diese Übung.
Sag ihm, was in Dir geschehen ist und wie Du Dich in diesem Augenblick fühlst.
Sprich auch über Deine Gefühle während des Zwiegesprächs der Augen und darüber, wie sie sich veränderten oder auch nicht, als Du nach »innen« gegangen bist.
Sprich über das, was Deine Hand »sagte« und was die Hand Deines Partners »antwortete«, als Ihr Eure stille Unterhaltung mit den Händen führtet.

■ Ich - Du

Lege nun Deine Hände an die Seiten des Kopfes Deines Partners, während er ebenso seine Hände seitlich an Deinen Kopf legt.
Beschreibt Euch gegenseitig, was sich zwischen Euren Händen befindet.

Viele Leute beziehen sich bei der Beschreibung des zwischen ihren Händen gehaltenen Kopfes ihres Partners auf ein »Es«, auf ein Objekt. Und genauso behandeln sie einen anderen Menschen. Sofern Du das, was Du zwischen Deinen Händen hältst, als ein »Es« beschrieben hast, entspricht das der Weise, in der Du zu dieser Person gestanden hast: in einer »Ich-Es«-Beziehung.

Sieh Deinen Partner an und sage laut: »Ich - Es«, während Du weiter seinen Kopf hältst.

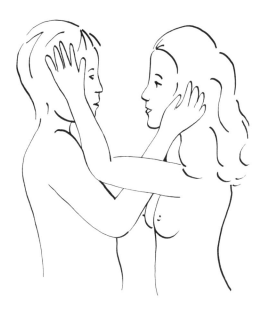

Das wird Dir ein Gefühl dafür vermitteln, wie es ist, einen Menschen als eine Sache zu behandeln.
Versuche es jetzt mit einer anderen Feststellung... »Ich - Du«.
Sage mehrere Male »Ich - Du« zu Deinem Partner.

Das wird das Gefühl aufbauen, einen Menschen nicht als Ding, sondern als einen Gegenüber zu behandeln. »Ich - Du« schließt eine Unterscheidung ein, ein »Du« außerhalb von Dir. »Ich - Du« ist noch immer nicht die Beschreibung einer Beziehung.

Versuche jetzt »Ich - Wir«

(Anm. d. Übers.: Der Autor bezieht sich hier eigentlich auf »You-Thou«. »Thou« ist eine alte Form des »Du/You«, die zum Beispiel auch in der Bibel zu finden ist. Sie hat im Deutschen keine Entsprechung, weshalb hier »Thou« als »Wir« übersetzt

worden ist, da es ein Gefühl der »anteilnehmenden Zuwendung« am besten trifft.)
Martin Buber sagte in seinem Buch *Ich und Du*, daß das ausgesprochene »Du (Thou)« kein Ding als Objekt einer Betrachtung übrigläßt.
Wenn es ein Ding gibt, dann existiert auch ein anderes Ding; beide Dinge werden aneinander gebunden. Ein »Es« kann nur dadurch existieren, daß es durch ein anderes »Es« gebunden worden ist. Der Sprecher hat einen Standpunkt in Beziehung zu einem anderen eingenommen.
Wenn Du einen anderen als Objekt behandelst, behandelst Du Dich selbst auf die gleiche Weise; in der Ich-Wir-(Thou)-Beziehung gibt es aber ein Gefühl der *anteilnehmenden Zuwendung* gegenüber einem anderen, so wie Du Dir selbst zugeneigt bist.
Es findet ein Prozeß innerhalb einer Beziehung statt, an dem Ihr beide teilhabt. Das »Wir« schließt ein, daß ein wenig von Dir in mir ist und ein wenig von mir in Dir, und daß wir diese Beziehung mit dem unendlichen Sein teilen. Dies ist ein »Wir«, das uns beide zusammen erfährt. Zu dieser Erfahrung - wir beide zusammen in der »Ich-Wir-Beziehung« - möchte ich ermutigen!
Diese Übung ist ausgezeichnet, um Dich gegenüber Deinem Freund oder Gefährten zu öffnen. Sprich wieder mit Deinem Partner über Deine Gefühle hinsichtlich dieser Übung und darüber, was es für Dich heißt, ihn in einer Wir-Beziehung wahrzunehmen.

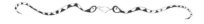

■ Das Spüren der Energie des anderen

Kniet Euch einander gegenüber auf den Boden.
Reibe jetzt Deine Hände schnell eine Minute lang aneinander, um in Deinen Händen Hitze und Energie zu erzeugen.
Streckt Euch Eure Handflächen mit nach oben zeigenden Fingerspitzen entgegen, bis sie nur noch einen halben bis drei Zentimeter voneinander entfernt sind.
Ihr werdet die Gegenwart des anderen oder seine »Schwingungen« spüren, obwohl Ihr Euch nicht mit den Händen berührt.
Schließt jetzt Eure Augen und fühlt, während Eure Hände noch immer fast aneinanderliegen, die Gegenwart der anderen Person mit Euren Händen.
Erweitert dies zu einer Bewegung oder einem »Tanz«. Berührt einander nicht, aber bleibt gewahr, wo der andere ist.
Behaltet Eure Augen während dieses »Tanzes« geschlossen und versucht herauszufinden, wer von Euch führt.
Bleibt während dieser Übung still; sprechen würde Euch nur ablenken.
Wechselt Euch ab; laßt die Führung von einem ausgehen und dann fließend auf den anderen übergehen.
Erlaubt Euch langsame und sanfte Bewegungen.
Fangt auf den Knien an.
Geht dann in eine stehende Stellung über.
Laßt diese Bewegung geschehen.
Du kommst mit der Empfindsamkeit Deines Partners Dir gegenüber und Deiner Empfindsamkeit ihm gegenüber in Berührung.
Teile jetzt Deine Erfahrungen verbal mit Deinem Partner.
Sprich darüber, was Du über Dich und über ihn entdeckt hast.
Teile mit ihm Deine Gefühle, die Du in der aktiven oder passiven, der folgenden und der führenden Rolle hattest.

In den folgenden Übungen wird einer der Partner »aktiv« und der andere »passiv« sein. Erinnere Dich daran, daß beide Partner tatsächlich aktive Teilnehmer an dem Prozeß sind.
Wählt, wer von Euch zuerst die »passive« Rolle übernimmt; Ihr werdet später die Plätze tauschen, so daß Ihr beide Rollen erfahren werdet. Alle Übungen in diesem Kapitel werden vom »aktiven« Partner dem »passiven« Partner vorgelesen und der führt sie dann aus.

■ Begrüßung ohne Worte

Der »passive« Partner fängt damit an, daß er sich in der Stellung der Atemübungen mit locker angezogenen Knien auf den Rücken legt.
Der »aktive« Partner kniet hinter seinem Kopf und bringt lediglich seine Hände in die Nähe der Ohren seines Partners, ungefähr so wie bei der Ausführung des »Einfühlungs-Tanzes«... ohne Berührung, statt dessen mit einem kleinen Abstand, wobei dem liegenden Partner erlaubt wird, die Gegenwart der Hände zu spüren.

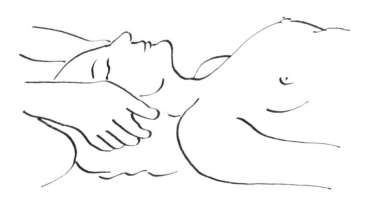

Behalte Deine Hände ungefähr eine Minute dicht bei den Ohren Deine Partners.

Das wichtigste, was Du für Dich selbst tun kannst, ist, mit einem anderen »Du (Thou)« zusammen zu sein, mit jenem Teil der anderen Person, der mit Dir diese Zeit- und Raumdimension teilt, die wir »Jetzt« nennen. Deine Zuwendung zu Deinem Partner hilft Dir, diese Gemeinsamkeit zu erreichen.

Halte anschließend den Kopf Deines Partners.
Bleibe Dir dauernd des Wortes »Halten« bewußt.
Öffne Dich der Erfahrung der Zuwendung, die dieses Wort Halten einschließt, über die Art und Weise, wie Du Deinen Partner berührst.
So wirst Du sicherlich die richtige Atmosphäre für diese Übungen schaffen.
Während Du ihn hältst, fängst Du mit Deinem Partner an zu atmen.
Der empfangende oder passive Partner atmet einfach normal, während Du beginnst, Deinen Atem mit seinem einhergehen zu lassen.
Achte beim Atmen auf jede Verspannung in Deinem eigenen Körper.
Beobachte, wie sich die Brust und der Bauch Deines Partners bewegen.

Wenn Du noch einmal im Abschnitt *Atmung und Bewegung* nachsiehst, wirst Du verstehen, was Du jetzt gerade sehen solltest... seinen Atem als eine »Welle«. Ganz langsam wirst Du beim Angleichen Deines eigenen Atmungsrhythmus an den Deines Partners herausfinden, daß Du in Deinem eigenen Körper spüren kannst, wo er etwas zurückhält.

- **Die Entwicklung eines Atmungsmusters**

Nun machst Du Dich daran, Deinem Partner bei der Entwicklung eines sanften Atmungsmusters zu helfen.

Lege ohne Deinen Partner zu berühren Deine Hand über jeden verspannten Bereich, den Du in seinem Körper erkennst.

Dein Partner wird die Energie Deiner Hand spüren. Oft wird ihm diese helfen, seinen Körper zu entspannen.
Der obere Bereich des Brustkorbes in der Gegend des Schlüsselbeins und der untere Bereich des Brustkorbes, beim Sonnengeflecht, sind bei vielen Leuten zusammengezogen.

Lege Deine Finger locker auf diese Bereiche und übe, während Dein Partner ausatmet, ein wenig Druck erst auf die eine, dann auf die andere Stelle aus, um ihn beim vollständigen Hinauslassen der Atemluft und beim Ausschöpfen dieser zusätzlichen Atemkapazität seines Brustraums zu unterstützen.
Jetzt drücke, während Dein Partner Atem holt, mit der Handfläche auf seinen Brustkorb.
Erhöhe diesen Druck, wenn die Atemluft ausgestoßen wird, vermindere ihn, während er einatmet.
Stimme Deinen Handdruck auf seine Atembewegung ab.
Sensiblisiere Dich für seinen Rhythmus.
Übe in dieser Art mit ihm, bis seine Atmung tiefer und regelmäßiger abläuft. Fünf Minuten sollten reichen.
Lege jetzt die eine Hand auf den Bauch Deines Partners und die andere auf den oberen Teil seines Brustkorbes und richte wieder Deine Aufmerksamkeit auf die Bauch-Brust-Gegend.
Berühre ihn zuerst nicht.
Dein Partner hebt beim Einatmen zuerst die Brust und dann den Bauch, so berührt er nacheinander Deine beiden Hände.
Du versuchst damit, Deinem Partner bewußt zu machen, daß er zuerst mit der Brust und dann mit dem Bauch einatmen

soll, während sich beide gleichzeitig bei der Ausatmung senken sollen. Falls jedoch Dein Partner zuerst mit dem Bauch und dann mit der Brust einatmet und beim Ausatmen beides senkt, passe Dich dieser Reihenfolge an.
Wie ich schon früher erklärte, sind manche Leute »Bauchatmer« und fangen mit dem Bauch an. Wichtig ist, daß beide Bereiche, Brust und Bauch, an einem vollständigen Atemzug teilnehmen.

Wenn sich jetzt seine Brust und sein Bauch gleichzeitig senken, drücke nach unten und hilf ihm, die Luft hinauszustoßen. Möglicherweise wirst Du bemerken, daß Dein Partner in diesem Moment im Brustraum »festhält«, indem er einige Brustmuskeln anspannt.
Nimm jetzt beide Hände, lege sie auf den oberen Bereich des Brustkorbes etwas unterhalb der Schlüsselbeine und verstärke den Druck genau am Ende der letzten Phase der Ausatmung. Nimm, wenn er Atem holt, Deinen Druck von seinem Brustkorb. Lehne Dich daraufhin nach vorne und übertrage den Druck Deines Körpergewichts auf seinen Brustkorb, um die vertiefte Ausatmung zu unterstützen.

Die großen Brustmuskeln (Pectoralis) verspannen sich manchmal sehr stark. Wenn Du die Muskeln des Brustkorbes oberhalb der Brustwarzen, wo sich diese Brustmuskeln befinden, massierst, kannst Du Deinem Partner sehr dabei helfen, »loszulassen«. Wenn Du mit diesen verspannten Bereichen des Brustkorbes arbeitest, sollte Dein Partner tiefer atmen, und sein Körper sollte sich entspannen. Sofern Du mit einem Mann übst, dann denke daran, daß es sich um sehr massige Muskeln handeln kann. Falls Du leichter bist als er, mußt Du deshalb vielleicht ein bißchen mehr Druck ausüben, um eine Wirkung zu erzielen.Drücke also je nach der Konstitution des Partners mal stärker, mal schwächer. Sorge Dich nicht, Du wirst ihm schon keine Rippen brechen, sondern ihm helfen, seine Brust stärker in sein Atmungsmuster aufzunehmen.

Dein Partner mag bei dieser Übung ein Kribbeln im Gesicht und in den Händen fühlen.
Oft wird Spannung im Nacken zurückgehalten, in den Muskeln, die hinten den Kopf hoch und an seinen Seiten entlanglaufen. Drücken und Massieren dieser Gebiete vermindert beträchtlich das Ausmaß der Spannungen.

Verwende Deine Hände und nicht nur Deine Finger, um die Hinterseite des Nackens zu massieren, wobei Du streichelnd den Kopf Deine Partners anhebst.
Gehe den Nackenrücken hoch bis zum Kopf und den Muskel am Haaransatz entlang, wo sehr viele Verspannungen festgehalten werden.

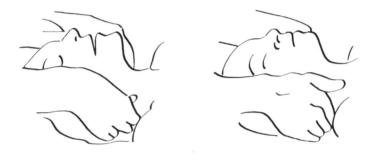

Wenn Du hier angekommen bist, wirst Du vielleicht bemerken, daß Dein Partner seine Atmung unterbrochen hat.
Geht dann zurück, aktiviert das Atmungsmuster durch Auflegen Deiner Hand auf den Brustkorb Deines Partners wieder und arbeitet Euch erneut durch jede der bisher besprochenen Übungen bis zur aktuellen vor.
Wenn erst einmal das Atemmuster wieder aufgebaut wurde und sich die Toleranz Deines Partners bezüglich des Berührtwerdens gesteigert hat, dann geht wieder zum Nacken über und setzt seine Lockerung fort, wobei Du leichten Druck ausübst und kreisende Bewegungen einsetzt, um dieses Gebiet zu massieren.

Gesichtsmassage

Beginne damit, daß Du Deine Daumen auf der Mitte der Stirn Deines Partners aneinanderlegst, während die übrigen Teile Deiner Hände an seinen Schläfen ruhen.

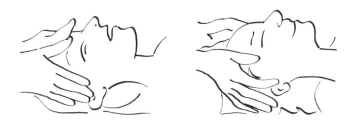

Streichle die Augenbrauen, wobei Deine Daumen schräg die Brauen entlang und quer über sie gleiten. Wiederhole dies ein paarmal.
Wenn Du mit der Massage die Seiten des Kopfes erreichst, verwende die Handballen, um den Bereich der Schläfen und entlang der Kopfseiten zu massieren.

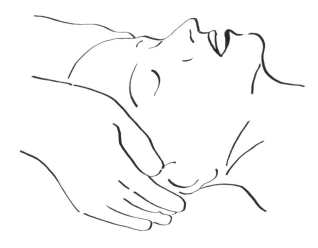

Dieser Muskel, der Temporalis, wird benutzt, wenn Du die Zähne zusammenbeißt; hier wird sehr viel Spannung festgehalten.
Führe das Streicheln immer bis zu den Seiten des Kopfes weiter. Begib Dich nun unter die Augen und fange an den Seiten der Nase an...
Setze es wieder seitlich fort.
Lege Deine Daumen quer über die Oberlippe, wobei Du in der Mitte anfängst und seitlich, entlang der Oberkiefer massierst.
Massiere den Muskel im Kieferwinkel in kleinen, kreisenden Bewegungen.
Wiederhole dies mit dem Unterkiefer, wobei Du um das Kinn herum bis zum Kieferwinkel vorgehst.

Diese Gesichtsmassage hilft, die »Gesichtsmaske« aufzubrechen und läßt sehr viele Gefühle hochkommen, auch Gefühle der Entspannung und des Behagens.
Indem diese Empfindungen auftauchen, wird die Atmung Deines Partners wieder die Tendenz zeigen, sich zu verhaspeln und anzuhalten. Gehe dann wieder zu den Anfängen der Atmungsarbeit zurück und achte dabei besonders auf den oberen Brustbereich.

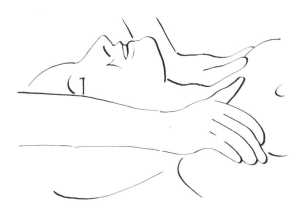

Falls Deinem Partner nach Weinen zumute ist, unterstütze diese Emotion, indem Du sein Gesicht in beide Hände nimmst. An diesem Punkt ist es sehr wichtig, daß der »passive« Partner äußert, wo er seine Verspannung fühlt und wie er den Druck empfindet, den Du bei Deiner Massage anwendest.
Bei manchen löst ein leichter Druck fast ein kitzelndes Gefühl aus, das einer Entspannung entgegenwirkt, zu fester Druck auf das Gesicht mag unangenehm sein. Deshalb ist es zu diesem Zeitpunkt wichtig, daß der »passive« oder empfangende Partner angibt, wo er mehr oder weniger Druck wünscht.
Welches Gebiet empfindet er in seinem Brustkorb und bei seiner Atmung noch immer als verspannt? Welche Teile seines Körpers kribbeln? Gibt es irgendwo Zuckungen oder Zittern? Ist das der Fall, so bedeutet das, daß die Muskeln sich gerade lösen. Die kribbelnden Empfindungen sind wichtig, und je mehr Bereiche des Körpers sie bedecken, desto besser ist der Energiefluß. Laß ihn seine Beine ausschütteln, wenn ihm danach zumute ist. Die Übungen des *Auseinanderfallenlassens der Knie* kann hier gut eingesetzt werden.

■ Rücken an Rücken schaukeln

Diese Übung ist nicht nur sehr hilfreich, um Vertrauen zu entwickeln, sondern auch eine gute Methode, die Brust und den ganzen Körper zu öffnen, so daß er freier atmen und sich bewegen kann.

Fangt damit an, Rücken an Rücken zu stehen und hakt Eure Arme ein.
Wenn Du der »aktive« Partner bist, nehmt Ihr eine Stellung ein, in der die Gesäßbacken Deines Partners in Höhe mit Deinem unteren Rückenbereich sind.
Lehne Dich jetzt mit leicht gebeugten Knien nach vorne und hebe ihn hoch, wobei Du das Gewicht Deines Partners mit

den Beinen - nicht mit Deinem Rücken, sondern mit Deinen Beinen - trägst.
Wenn Dein Partner einatmet, ziehe seine Arme nach unten.
Bei seiner Ausatmung sollten seine Arme angehoben werden.
Seine Beine sollten baumeln oder herabhängen, und sein Kopf sollte dabei auf Deinem liegen.
Ermutige ihn, sich einfach vollständig loszulassen.

Wiederhole das mindestens zehnmal, und Du wirst sehen, wie sehr es den Brustraum Deines Partners anregt.
Unterschiede in der Größe sind wirklich kein großes Problem, solange das Gewicht des »passiven« Partners richtig über den Beinen der »aktiven« Partnerin liegt.

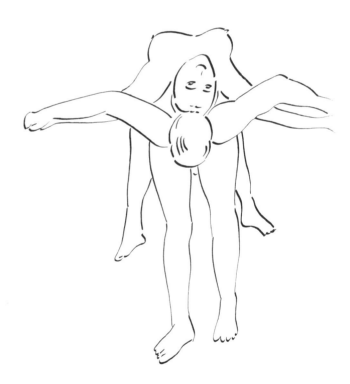

Ich empfehle sehr eindringlich, daß *niemand*, der irgendwelche Probleme mit dem Rücken hat, diese Übung versucht. Es ist nicht absolut notwendig, diese Übung durchzuführen, aber sie ist eine wunderbare Übung, um Vertrauen zu fördern und den Körper des »passiven« Partners zu öffnen. Sollten Eure Längen- und Gewichtsunterschiede zu groß sein, laß Deinen Partner statt dessen die Übung *über der Tonne* durchführen.

■ Wiederbeginn der Atmung

Wenn Ihr mit den Übungen bis hierher gekommen seid und Eure Atmung ruhig und konstant ist, seid Ihr bereit, mit den Beckenbewegungen anzufangen.

Der »passive« Partner sollte nun mit angezogenen Knien auf dem Rücken liegen.
Sein Atem sollte »stabil« sein; das Kribbeln dürfte eingesetzt haben.
Du kniest zwischen seinen Beinen nieder. Bringe Deine Knie in eine Stellung, daß sie das Gesäß Deines Partners unterstützen, indem Du sie etwas darunter schiebst.
Es ist äußerst wichtig, diesen Kontakt aufzunehmen - Deine Kniescheiben gegen seine Gesäßbacken.
Sage jetzt »Hallo«, indem Du seine Hände oder Füße oder beides hältst.
Ruht Euch hier aus und laßt Eure Atmungsmuster in einem ruhigen Fluß.
Nehmt Augenkontakt auf und achtet jetzt auf Eure eigenen Gefühle.
Überprüfe die Atmung Deines Partners.
Vielleicht entdeckst Du, daß Du noch einmal zurückgehen und Deinem Partner wieder beim Beginn seiner Atmungsfolge helfen mußt.

Jetzt ist es für den »passiven« Partner an der Zeit, geistig den »Ursprung« seines Atems hinunter in den Genitalbereich zu verschieben, so wie er es während der Einzelübungen erfahren hat. Von jetzt an muß er sich vorstellen, daß sein Atem durch seine Genitalien hineingezogen und ausgestoßen wird, während er sich bewegt.

Lege nun Deine eine Hand auf den Brustkorb Deines Partners, lege Deine andere Hand auf den Unterbauch zwischen seine Beine... und bringe seine Atmung wieder in einen Rhythmus.

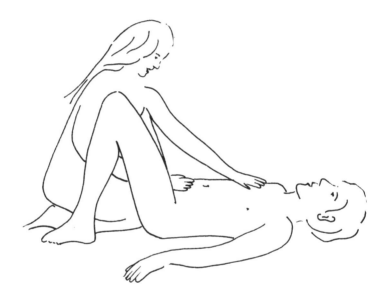

Wenn Dein Partner wegen dieser neuen und vielleicht etwas eigenartigen Stellungswahl Schwierigkeiten hat, seinen Atem zu beherrschen, ist es am besten, sich einfach hinzusetzen und wieder bequem zu warten - eine oder zwei Minuten lang. Denkt daran, es besteht keine Eile.
Gewöhnlich wird die Atmung einfach wieder richtig einsetzen.

Sollte Dein Partner Schwierigkeiten haben, ist es hilfreich, einfach Deine Hand auf den Brustkorb zulegen und ihm zu helfen, hechelnde Atemzüge zu machen. Dies ist eine der besten Methoden, um schnell den Energiefluß zu steigern.

Hechele sechs kurze Atemzüge, dann folgt eine lange Ausatmung - das Ergebnis ist wie bei der Einzelübung.

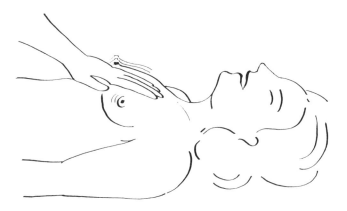

■ Beckenschaukeln

Wenn das Atmungsmuster wieder eingerichtet ist und sanft abläuft, dann fangt mit dem *Beckenschaukeln* an.
Behaltet im Bewußtsein, daß niemand von außen Energie in den Körper hineinbringen kann; die Bewegung *muß* von innen ausgehen.

Dein Partner liegt weiterhin auf dem Rücken und Du kniest wie zuvor zwischen seinen Beinen.
Du läßt Deine Hände einfach auf dem Becken Deines Partners ruhen, wobei Du die Daumen auf den Rand der Beckenschalen und die anderen Finger um die Hüften legst.

Während Dein Partner atmet, verstärkst Du das Schaukeln seines Beckens, indem Du Deine Hände unter sein Gesäß legst und es bei seiner Ausatmung anhebst. Mit der Einatmung läßt Du es wieder nach unten sinken.
Diese Bewegung ist langsam und sehr, sehr sanft.
Konzentriert Euch wenigstens fünf Minuten auf diese Bewegung und die Atmung, wobei der »passive« Partner einen Laut von sich gibt, während er ausatmet... zurück und wieder vor.

Du wirst herausfinden, daß sich sein Atmungsmuster während dieser Übung vielleicht wieder ändert. Diesmal solltet Ihr beide im Einklang atmen.
Falls Du das Gefühl hast, daß Dein Atem sich verspannt, ist es bei ihm wahrscheinlich genauso. Ihr solltet beide anhalten und Euch darauf konzentrieren, Euren Atem wieder zu stabilisieren. Es ist eine Sache der Entspannung, die Atmung soweit zu öffnen, daß sich das Becken jedesmal bewegt, wenn Atem geholt wird - wobei es bei der Einatmung zurückgeht und sich nach vorne bewegt, wenn der Atem ausströmt.

Nach einer Weile kann Dein Partner anfangen, diese Bewegung hervorzuheben und zu betonen, indem er sein Becken weiter nach oben schiebt.
Dabei können sich einige Bereiche im Körper stärker verspannen. Es ist Sache Deines Partners, Dir mitzuteilen, um welche Bereiche es sich handelt.
Widmet Euch jedem verspannten Bereich und arbeitet an ihm, wobei Ihr wieder mit Druck und Massage arbeitet - etwa im Gesicht, am Bauch oder dem Nackenrücken. Das kann die Auflockerung sehr erleichtern.
Wenn Du Deinem Partner auf diese Weise wieder etwas Rückhalt geben und ihn in seinem Selbstvertrauen bestätigen und fördern kannst, hilfst Du ihm sehr. Dein Partner kann natürlich auch selbst nachhelfen, zum Beispiel den eigenen Nacken massieren.

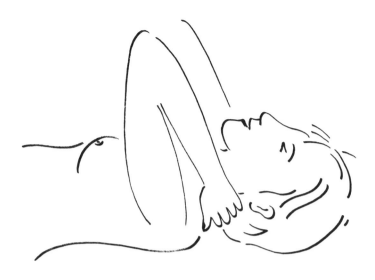

Diese Übungen müssen sich langsam fortentwickeln.
Manchmal entsteht die Notwendigkeit, etwas zu unternehmen;
manchmal sollte besser nichts geschehen. Wenn Du einfach
die Hände Deines Partners hältst und ihn wissen lassen kannst,

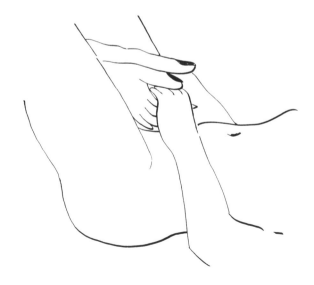

daß Du da bist, magst Du genausoviel vollbringen, wie all die Massagen, all die Bewegungen, all die Atemübungen, die Ihr praktiziert habt.
Mit einem anderen Menschen zusammen zu sein ist äußerst wichtig; häufig genügt das, um beim anderen die Fähigkeit zu fördern, seine Spannungen zu fühlen und zu lösen.
Klettere niemals über Deinen Partner! In Deinem Eifer, mit Deinem Partner zusammen sein zu wollen, könntest Du versucht sein, Dich über ihn zu lehnen, um ihm etwas mitzuteilen oder einfach näher zu sein. Dies mag bei Deinem Partner das Gefühl hervorrufen, erstickt oder festgenagelt oder irgendwie bedrängt zu werden.
Vermeide auf jeden Fall, Dich über Deinen Partner zu beugen, ihn niederzuhalten!

■ Beckenschaukeln von den Beinen aus

Manchmal werden an diesem Punkt die Atmung und die Beckenbewegungen Deines Partners so angespannt und steif, daß es seinem Becken schwerfällt, sich zu bewegen.

Eine Lockerungsmethode besteht darin, die Beine Deines Partners an den Knöcheln zu fassen und seinen Körper mit kleinen Stoß- und Zugbewegungen hin- und herzuschaukeln.
Wiederhole dies ungefähr sechsmal.
Halte dann ein und drücke während des Ausatmens gegen die Fersen Deines Partners, so daß er die Möglichkeit erfährt, sich »geerdet« zu fühlen.

Falls die Beine Deines Partners für Dich zu schwer sind und Du sie nicht solange halten kannst, laß seine Füße auf Deinen Oberschenkeln ruhen und schaukele selbst ebenfalls hin und her! Das bringt Deinen ganzen Körper richtig in die Übung ein und vermindert Deine Anstrengung. Die Übungen des *Knie-*

kreisens und des *Auseinanderfallenlassens der Knie* aus dem Abschnitt *Einzelübungen* sind an diesem Punkt manchmal nützlich.

- »Erden« der Energie

Kehrt zur Beckenschaukel zurück.
Laß Deine Hände auf den Knien Deines Partners ruhen, während er das Beckenschaukeln ausführt und dazu atmet.
Atme im Einklang mit ihm und erinnere ihn daran, sich weiterhin vorzustellen, daß er durch die Genitalien ein- und ausatmet.
Während Dein Partner ausatmet, übst Du jetzt einen Druck auf seine Beine in Richtung auf die Füße hin aus, was etwa zwei bis drei Minuten dauern sollte, damit er sein Bewußtsein für die Berührung der Füße mit dem Boden vertieft.

- Beckenheben

Dein Partner fährt fort, zu atmen und sich zu bewegen, doch er führt jetzt nach jedem Ausatmen das Beckenheben aus.
Dein Partner stellt sich vor, daß er beim Ausatmen den Atem durch die Genitalien hinausbläst, und hebt gleichzeitig seine Hüften so hoch wie möglich.
Dies ist die gleiche Übung wie die, die Du bei den Einzelübungen ausführtest.
Im Unterschied dazu verstärkst Du jetzt das Erdungsempfinden Deines Partners, indem Du seine Oberschenkel entlangstreichst und seine Knie nach unten drückst, während er sein Becken hebt und dabei ausatmet.
Wenn sich Dein Partner in der erhöhten Stellung befindet, sollte er eine Zeitlang oben bleiben... bis ihm zum Herabsenken der Hüfte zumute ist.

Während er die Stellung »oben« beibehält, kann sein Becken vielleicht zittern und springen.
Laßt das geschehen.
Es ist lediglich eine natürliche Reflexhandlung.
Während er einatmet, nimmt er langsam sein Becken zurück, wobei er in die Ausgangsstellung nach unten zurückkommt, dann atmet er aus und hebt das Becken wieder hoch.
Während der ganzen Zeit kannst Du das Gefühl des Erdens verstärken, indem Du von den Knien aus seine Unterschenkel und Füße auf den Boden drückst.
Wiederholt dies sechs- bis achtmal.

Einige der Einzelübungen können hier eingeschoben werden, um das Verständnis des Erdens zu unterstützen, beispielsweise das *Hocken, die bioenergetischen Rumpfbeugen* oder *das Erden gegen die Wand.*

■ Auf allen Vieren

Wenn Ihr erst einmal den Ablauf des Erdens sicher heraushabt, könnt Ihr diese Übung, ähnlich der Einzelübung, ausführen.

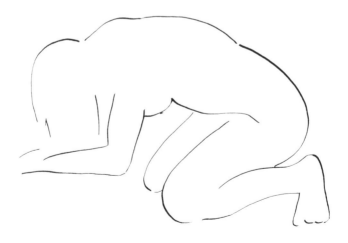

Dein Partner kniet auf allen Vieren.
Du kniest aufrecht dahinter und hältst das Becken Deines Partners so, daß Du die Bewegung fühlst, während er sich nach vorne bzw. nach hinten bewegt.
Stelle so sicher, daß sich sein Becken richtig mit der Atmung zusammen bewegt.
Wiederhole dies acht- bis zehnmal.
Im Anschluß daran legt sich Deine Partnerin mit ausgestreckten Beinen auf den Rücken und versucht, sich vollständig zu entspannen, einfach vollständig loszulassen.
Teilt jetzt mit Worten Eure Erfahrungen und Gefühle aus den Übungen.

■ Vertraue Deinem Körper

Die Folge, die Ihr gerade kennengelernt habt, stellt einen Weg dar, Eure Erregung in Gegenwart eines anderen Menschen zu erfahren und zu erhöhen. Bei diesen Übungen liegt die Hauptbetonung ebenso wie beim Lieben darauf, daß Ihr Euch auf Eure Beziehung konzentriert, einander spürt, aufeinander reagiert, Euch einander mitteilt, zusammen seid, und daß dennoch jeder die Verantwortung für seine eigene Erregung trägt. Während Du Dich immer wieder durch diese Übungen hindurcharbeitest, wird Dein Körper ganz natürlich die grundlegenden Atmungs- und Bewegungsmuster in Dein Leben einbauen. Zerbrich Dir deshalb nicht den Kopf darüber, ob Du die richtige Reihenfolge übst, Du brauchst sogar außerhalb der Übungszeit überhaupt nicht an die Übungen zu denken. Führe sie mit voller Aufmerksamkeit durch und laß sie hinter Dir, während Du Deine Aufmerksamkeit Deinen alltäglichen Verrichtungen zuwendest; alles weitere wird Dein Körper bewerkstelligen.

Selbstbefriedigung

»Masturbiere, bringe Dich ganz ein und genieße es!«
In diesem kernigen Spruch steckt der wichtigste Gedanke, den ich in diesem Kapitel vermitteln möchte.
Die Vorstellung, daß Selbstbefriedigung schlecht, schädlich oder in irgendeiner Weise unerwünscht sei, ist, so hoffe ich, ebenso überholt wie die Quelle der Auffassungen, aus denen sie hervorging. Da Du vielleicht nicht weißt, warum Masturbation in unserer Kultur derart verurteilt worden ist, laß mich Dir ein wenig aus der Geschichte erzählen.

Lange zurück, im Jahre 1758, schrieb ein Franzose namens Tissot ein Buch mit dem Titel:
L'Onanisme: Dissertation sur les Maladies Produites par la Masturbation. (Die durch Selbstbefriedigung hervorgerufenen Krankheiten).
Innerhalb weniger Jahre wurde diese Arbeit in den wichtigsten europäischen Sprachen weiterverbreitet, und mehr als dreißig Ausgaben wurden in jenem Jahrhundert veröffentlicht. *N. Samuel Auguste Andre-David Tissot,* Professor der Medizin und Mitglied der Königlichen Gesellschaft von London, Paris, Mailand und Stockholm, war ein kenntnisreicher Schriftsteller zu fast jedem Teilbereich der Medizin. Seine Ansicht übte einen bedeutenden Einfluß auf die Einstellungen seiner Zeitgenossen zur Sexualität aus und wirkt sogar heute noch auf uns.
Tissots Arbeit interpretiert Masturbation als katastrophal schädlich für den Menschen, weil sie »schwache Augen, Pickel, Verstopfung, Epilepsie, Schwäche der intellektuellen Fähigkeiten, sexuelle und genitale Krankheiten und eine große Anzahl von eingebildeten und hysterischen Symptomen« her-

vorrufe. Und tatsächlich wurde seit Tissot fast jede Krankheit des Körpers, um nicht zu sagen des Geistes und der Gesellschaft, immer wieder der Selbstbefriedigung angelastet.

Tissots Hauptargument gegen Masturbation war, daß der »Lebenssame« bei der Ejakulation verlorenginge, was körperlich schädlich sei. Das körperliche Modell, auf das Tissot diese Einstellung gründete, war in verschiedenen Kulturen weltweit verbreitet. Und es taucht tatsächlich sehr eindringlich bei Hypokrates auf, den Tissot zitierte und auf den er sich stützte. Kurz gefaßt besagt diese Theorie, daß das Nervensystem aus einer Anzahl von sehr feinen Röhrchen zusammengesetzt ist, durch die das »Soma hormonta« (oder »Reizleib«) kreist. Die Vorstellung ging dahin, daß der Samenverlust einen Verlust dieser Seelensubstanz bedeutete, die im Körper kreist, um das Leben zu erhalten. »Samenverlust« bei der Masturbation soll schädlich sein, weil die Bewegungen bei der Selbstbefriedigung heftiger sind als die beim Koitus, was zu übertriebener Erregung führte, die der Epilepsie entspräche.

Außerdem meinte man, daß bei der Masturbation der Samenverlust nicht wieder ausgeglichen würde.

Tissot glaubte, daß es einen unsichtbaren Strom gäbe, der während des Geschlechtsverkehrs zwischen den zwei Menschen fließt, und daß ein Austausch durch die Poren und eine Aufnahme des Lebensatems diese Kraft, das »Soma hormonta«, erneuerte, wogegen Masturbation allein ausgeübt wird, ohne atmenden Austausch zur Wiederauffüllung des »Samens«. Es ist interessant festzustellen, daß Selbstbefriedigung bei Frauen ebenso verurteilt wurde wie bei Männern, und zwar sogar *nach* der Entdeckung des Ovums durch Galue im Jahre 1827, wodurch nachgewiesen war, daß Frauen keinen Samen haben und daß deshalb ihr »Lebenssamen« nicht verloren gehen konnte. Obwohl inzwischen die Selbstbefriedigung teilweise begeisterte Zustimmung findet, verbleibt ein seltsamer Nachhall der veralteten Einstellung in vielen Büchern... subtile Abwertungen, wie etwa: »Masturbationsphantasien führen zu einem

nach innen gerichteten, gespaltenen (schizoiden) Rückzug, weg vom wirklichen Leben und der Liebe.« Oder: »Obwohl Selbstbefriedigung während der Kindheit und der Zeit des Heranwachsens normal ist, bedeutet sie kein reifes Verhalten.« Oder »Sie verhindert bei Frauen den von der Scheide ausgehenden Orgasmus.« Oder: »Ein Moment der Sucht gehört zur selbstbezogenen Erotik, weil das Geschehen des Samenergusses von einem Gefühl der sexuellen Lust begleitet wird.« Noch verdeckter: »Mäßige Selbsterregung (Autoerotik) - egal, bei welchem Geschlecht - ist eine befriedigende Weise, um körperliche Spannungen zu lindern und bringt Geistesfrieden oder sogar erhöhte Arbeitsfähigkeit hervor. Sie ist ebenso wirksam wie mäßige sexuelle Beziehungen in der Ehe. Es gibt nur einen Unterschied. Beim Verkehr ist der andersgeschlechtliche Sexualpartner tatsächlich gegenwärtig, während er bei der selbstbezogenen Erotik nicht existiert. In diesem Sinne ist Autoerotik letztlich *ein unnatürlicher Akt.*«
Ironischerweise hat sich Tissot nach meinem Gefühl der richtigen Spur angenähert, als er sagte, Selbstbefriedigung würde »allein ausgeführt, und es gibt keinen Energieaustausch«.
Es ist sicher nicht wahr, daß Du einen Partner brauchst, um Deinen Energiehaushalt zu regulieren, aber für viele Leute stellt Masturbation dennoch wirklich ein Problem dar.
Selbstbefriedigung wird meistens, vor allem von Erwachsenen, allein, schnell und lautlos ausgeübt. Die Atmung wird durch »Innehalten« und die Eile eingeschränkt, was oft auf die Furcht vor Entdeckung zurückzuführen ist. Im Gegensatz zu Tissots Meinung sehe ich vor allem darin das Problem, nicht etwa im Verlust des Lebenssamens.
Der Kinsey-Report stellt eine hohe Häufigkeit der Masturbation während des gesamten Erwachsenenlebens bei Leuten fest, die genauso andere Formen der sexuellen Aktivität genießen. Kinsey wies darauf hin, daß viele Erwachsene, die in keinem realistischen Sinne unreif sind, masturbieren, und daß es unsinnig ist, dieser Tatsache die Anerkennung zu verweigern.

Es gibt verläßliche Statistiken, die zeigen, daß Selbstbefriedigung im menschlichen Leben der gegengeschlechtlichen Aktivität vorangeht, parallel zu ihr stattfindet und auf sie folgt, und daß sie von der Kindheit bis ins sehr hohe Alter ausgeübt wird. Für viele Leute ist sie die einzige Form der sexuellen Betätigung.

Nach dem heterosexuellen Geschlechtsverkehr ist die Masturbation die häufigste Form sexueller Aktivität. Wahrscheinlich ist keine andere natürliche, normale, gesunde, menschliche Tätigkeit im Laufe der Geschichte auf solch gewaltsame und furchtbare Verurteilungen, Strafen und Quälereien gestoßen, die von Verstümmelungen wie der chirurgischen Entfernung der Klitoris bis hin zu körperlichen und geistigen Zwängen reichten... Handlungen, in deren Licht die Inquisition - fast - wie ein Kindergarten wirkt. Sogar heute ist die Selbstbefriedigung für viele Leute noch eine der schuldbeladensten Aktivitäten, die sie in ihrem Leben erfahren.

Fast alle gängigen Sexualhandbücher und die Literatur bieten einige Hinweise oder Unterstützung, um diese Schuldgefühle zu überwinden, und doch haben die meisten Leute beharrlich Schuldgefühle in bezug auf die Masturbation.

Otto Fenichel, ein anerkannter Psychoanalytiker, stellt fest, daß während des Heranwachsens und im späteren Leben Ängste und Schuldgefühle häufig noch immer an Selbstbefriedigung gebunden sind und daß es sogar einen ausdrücklichen Widerstand seitens mancher Patienten gegen die Aufklärung über die unschädliche Natur der Selbstbefriedigung gibt.

Die meisten Leute sind sich ihrer »Schuld«-Gefühle bezüglich der Masturbation bewußt, wobei diese Gefühle sehr wohl von unterdrückenden sozialen, religiösen und medizinischen Einstellungen herrühren können, die jahrelang gewirkt haben. Dennoch möchte ich gerne eine neuartige Erklärung dieser Selbstbefriedigungs-Schuldgefühle vorschlagen.

Da die Leute meistens so masturbieren, daß ihr Körper vollständig passiv bleibt, während sie ihre Genitalien mit den

Händen erregen, erzeugt diese Handlung (psychologisch) eine Spaltung in ihnen, das heißt: Hände aktiv - Körper passiv; Hände, die etwas tun - Körper, mit dem etwas gemacht wird. In gewisser Hinsicht ähnelt das manchen Formen menschlicher Beziehungen; besonders sexuelle Beziehungen fallen oft in diese Kategorie. Eine Person ist der aktive Partner, die andere ist der passive Empfänger der Handlung oder auch oft der passiv Widerstrebende, der sich selbst erlaubt, benutzt zu werden. In Beziehungen, in denen dieses Spiel gepflegt wird, bleibt die passiv empfangende Person unbefriedigt, wird aufgebracht, ärgerlich oder zornig und kreidet der anderen Person ihre fehlende Befriedigung an oder hat das Gefühl, als sei sie wie eine Sache benutzt worden.
Der Zorn des passiven Partners nimmt die Form einer Schuldverstrickung an:
»Wenn Du mich wirklich liebtest, wüßtest Du, was ich mir wünsche und würdest mich befriedigen... ich bin unbefriedigt, also liebst Du mich nicht... wenn Du mich nicht liebst, haßt Du mich... wenn Du mich haßt, habe ich was falsch gemacht; deshalb bin ich schuldig... ich sollte bestraft werden.«
Auf diese Weise verschiebt man seinen Ärger oder Vorwurf zunächst auf den Partner und dann auf sich selbst zurück.
Das ausgeprägteste Beispiel der Wut im passiven Partner kann bei Fällen von Vergewaltigung festgestellt werden. (Ich habe nie mehr »angestaute« Wut ausgedrückt gesehen als in solchen Therapiesitzungen, die sich mit Erfahrungen der Vergewaltigung auseinandersetzten.)
In gewisser Hinsicht wirst Du während vieler Formen der Selbstbefriedigung durch Deine Hände vergewaltigt, und da Du der Vergewaltiger bist, richtet sich Dein Ärger gegen Dich selbst. Nach innen gewendeter Ärger drückt sich als Depression oder als das Gefühl »ich werde gerade bestraft« aus. Wenn man bestraft wird, muß man schuldig sein.
Durch die Geschichte hindurch wurden Schuldgefühle wegen Masturbation durch die Kirche gefördert. In den fünf mittel-

alterlichen Strafgesetzen gab es zweiundzwanzig Paragraphen, die sich mit verschiedenen Aspekten des Sexualverhaltens beschäftigten - wie mit Analverkehr und Sodomie -, und es gab *fünfundzwanzig* Paragraphen, die sich mit der Masturbation beim gemeinen Volke befaßten... ganz abgesehen von anderen, die den Klerus bestrafen!

Falls Du sexuelle Schuldgefühle haben willst: der am weitesten verbreitete Weg, dies zu erreichen, führt über eine negative Einstellung zur Selbstbefriedigung. Sofern Du aber das achtzehnte Jahrhundert hinter Dir gelassen hast und nicht allzusehr an Selbstgeißelung interessiert bist, lohnt es sich, einen Blick auf die positiveren Aspekte der Masturbation zu werfen.

Wenn sich kein anderes sexuelles Ventil bietet, sind die Vorteile der Selbstbefriedigung offensichtlich; sogar wenn andere sexuelle Befriedigung erreichbar ist, kann Masturbation den Unterschied zwischen mittelmäßigem oder unbefriedigendem Sexualverkehr und einer umfassenden, vollständigen orgastischen Beziehung bedeuten.

Es ist eine Tatsache, daß eine Frau, sofern sie lernt, sich genügend zu entspannen, um durch Masturbation zum Orgasmus zu gelangen, auch mit einem Sexualpartner eher befriedigende und häufigere Orgasmen erfährt.

Kinseys Statistiken zeigen ganz allgemeingültig auf, daß Frauen, die während des Heranwachsens und später regelmäßig masturbierten, ein offeneres Sexualverhalten an den Tag legen, und zwar unabhängig vom Alter und Familienstand. Davon abgesehen ist Selbstbefriedigung für eine Frau eine gute Methode, um sich bewußt zu werden, welche Gebiete ihres Körpers ihr am meisten Lust geben, welche Art der Einwirkung im Genitalbereich sie am schnellsten hochbringt und was das wirksamste Mittel ist, einen weiteren orgastischen Zyklus einzuleiten.

Dadurch kann sie ihrem Partner besser ihre Wünsche mitteilen oder ihren Körper und ihre Bewegungen so einsetzen, daß sie mehr Lust empfindet.

Masturbation ist der sicherste und häufigste Weg, auf dem die Frau einen Orgasmus erreicht. Sie erfordert keine Einstellung auf einen Partner. Wenn sie erst einmal die Technik erlernt hat, hat eine Frau ein schnell wirksames Mittel, einen Orgasmus zu erlangen, um Stauungen und Verspannungen im Becken aufzulösen. Viele Frauen können einen Orgasmus erreichen, indem sie ihre Beine kreuzen oder sich ein Kissen oder einen anderen Gegenstand zwischen die Beine legen und sie dann zusammendrücken, um Lustgefühle hervorzurufen.

Dies gestattet Hüftbewegungen, bildet aber unglücklicherweise auch ein Reaktionsmuster, in dem die Auslösung eines Orgasmus mit einem Zusammendrücken der Beine verbunden ist; es verhindert die Offenheit und Empfänglichkeit, die zu einem gesteigerten Orgasmus führen. Das Drücken vermindert die Möglichkeit der vollständigen Lösung im Orgasmus ebenso wie die des weiteren Aufbaus, der notwendig ist, um noch einen Orgasmus oder mehrfache (multiple) Orgasmen zu erreichen.

Bei Männern, die sich ganz in diese Erfahrung einbringen, kann Selbstbefriedigung sexuelle Spannung lösen, die sich angesammelt hat, und ihre Fähigkeit beeinträchtigt, in Gegenwart eines Partners Erregung auszuhalten. Diese übersteigerte sexuelle Erregung führt oft zu vorzeitigem Samenerguß und zu unbefriedigender Hast in der sexuellen Begegnung.

Ein weiterer Vorzug der Masturbation liegt darin, daß man durch sie besser mit unterschiedlichen Rhythmen zweier Partner klarkommt, wenn also einer geringere sexuelle Bedürfnisse hat als der andere.

Ich meine, daß es möglich ist, diese Erkenntnisse zu Deinem Vorteil zu verwenden, indem Du lernst, auf Deine Erfahrung der Selbstbefriedigung zu achten: stelle fest, wann Du aufhörst zu atmen und wann Du Deinen Energiefluß anhältst.

Ich rate Dir, ausgiebigen Gebrauch von Deiner Phantasie zu machen, um Deine Masturbation so intensiv wie möglich zu genießen. Die meisten von uns besitzen sehr lebhafte Vor-

stellungswelten. Übe Dich darin, Deine auszuprobieren. Erlaube Dir, mit jeder Deiner Phantasien, die Du genießt, mitzugehen. Wenn Du weitere Anregung für Deine Phantasiewelt brauchst, dann gibt es eine große Menge Literatur, um Dich anzuregen. Der Punkt, den ich hervorheben möchte, ist folgender: eine erregende Phantasie ist kein Verbrechen.
Damit Du ein neues Gefühl für Deinen Körper bekommst, rate ich Dir, einmal in vollständiger Dunkelheit zu duschen... empfinde Deinen Körper und sei ganz aufmerksam, wenn Du das Licht wieder anschaltest. Du wirst viel mehr wahrnehmen als zuvor.
Auch ein Spiegel kann sehr nützlich sein, um Dich selbst zu betrachten. Viele Leute haben sich entweder nie die Zeit dafür genommen oder nie den Mut gehabt, sich wirklich anzusehen, wie ihre Geschlechtsorgane, und noch viel seltener, wie ihre Körper aussehen.

Wähle ein Zimmer, in dem Du nicht gestört wirst.
Bringe Dich in Stimmung mit allem, was Dich anregt.
Fange damit an, daß Du Deinen Körper erforschst.
Betrachte Deinen ganzen Körper und fühle ihn.
Lenke dann Deine Aufmerksamkeit auf Deine Genitalien, Deinen Anus und den Damm, den Bereich zwischen Anus und Genitalien.
Erforsche diese Gebiete.
Du wirst vielleicht etwas ganz Neues und Erregendes entdecken.
Lerne etwas über Deinen Körper.
Beginne jetzt, Dein Atmungsmuster einzurichten, bis Dein Energiefluß, das Kribbeln und die Vibration spürbar sind.
Füge dann die richtigen Beckenbewegungen hinzu.
Führe Deine Bewegungsübungen bis zu dem Punkt durch, an dem Du Dich frei bewegst.
Vergewissere Dich, daß Deine Knie leicht angezogen sind, damit sich die Muskeln der Oberschenkelvorderseiten bewegen

können, daß Dein Körper eine gute Unterlage hat und daß Du Dein Becken bewegen kannst.
Errege Deine Genitalien (und das schließt bei Männern und Frauen die Brüste ein) so lange nicht, bis Dein ganzer Körper wirklich den Fluß der Energie fühlt, den gute Atmung und Bewegung mit sich bringen.
Gehe jetzt langsam dazu über, Deinen ganzen Körper mit Deinen Händen anzuregen und zu erforschen.
Achte auf Deine Atmung; wenn sie anhält, beginne von vorn! Denke daran, daß Deine Haut in ihrem Wesen ein sexuell empfindendes Sinnesorgan ist und daß deshalb Dein gesamter Körper im Grunde eine erogene Zone ist.
Steuere deshalb nicht direkt auf Deine Genitalien zu, sondern streichele Dich zuvor lustvoll an anderen Stellen als den Genitalien.
Lerne, welche Gebiete bei Dir Lustempfindungen auslösen.
Nimm wahr, welche Gleitmittel sich auf Deinem Körper gut anfühlen - natürliche Öle wie Oliven-, Mandel-, Kokosöl oder auch Vaseline sind gut.
Versuche es mit Körper- oder Handlotionen, sei aber vorsichtig mit allen Gleitmitteln, die Alkohol enthalten, da sie zarte Schleimhäute reizen können.
Als nächstes gehe langsam und mit viel Gleitflüssigkeit (Frauen können an diesem Punkt ihre eigene Scheidenflüssigkeit verwenden) zu den Genitalien über.
Bereite Dir jetzt selbst Lust...
Du bist in einer aktiven, zugewandten und Anteil nehmenden Beziehung mit dem wichtigsten Menschen in Deinem Leben: Dir selbst!
Vertraue Dir.

Das *National Sex and Drug Forum* in den USA hat eine kleine Schrift über *Masturbationstechniken für Frauen* herausgebracht. Die Behörde veröffentlichte sie als Reaktion auf die zahllosen Frauen, die ihrem Arzt oder einem Berater sagen:

»Ich fühle einfach nichts«. Darin wird der Gebrauch eines elektrischen Vibrators als Teil des Masturbationsprogramms empfohlen. Ich gebe diese Empfehlung nicht. Ich finde, daß ein Massagestab möglicherweise zu viel von außen kommende, von einer äußeren Quelle stammende Erregung schafft, und daß Du Dir bei seinem Gebrauch die Chance verbaust, genügend innere Erregung zu erzeugen. Ein-, zweimal ist das schon in Ordnung... versuche es mal, es wird Dir gefallen... aber nicht als ständige Diät. Solch ein Geräteeinsatz würde Dich davon abhalten, Deine eigene sexuelle Energie von innen her aufzubauen.

Menschen haben viele mit der Selbstbefriedigung verbundene Ängste. Meine Empfehlung, die Masturbation als erfreuliche Ergänzung Deines Sexuallebens zu fördern, mag einige von Deinen Ängsten auslösen.

Vorherrschend ist diese: »Ich habe Angst, es könnte zuviel Spaß machen, ich könnte mich dort festfahren.«

O Genuß zu tolerieren, ist die gesamte Botschaft dieses Buches.

So gesehen bietet Dir Selbstbefriedigung eine günstige Gelegenheit, dieses Vergnügen zu genießen, ohne es zu unterdrücken, indem Du Dir psychologische Schuldgefühle oder anderen Druck auflädst.

Lust ist nicht rationiert. Gestatte Dir zu erfahren, was Dir gut tut. Fange an, auf Deinen Körper zu lauschen und höre, was er sich wünscht, was ihm gut tut.

Die Feststellung, daß Masturbation nicht so gut sei wie Sexualität mit einem Partner, ist nebensächlich. Ich befürworte ja keine vollständige Ersetzung des Geschlechtsverkehrs mit einem Partner durch Selbstbefriedigung. Mein Vorschlag geht dahin, daß Du zusätzliche Vorteile aus einer Praxis erlangen kannst, die Du wahrscheinlich sowieso verwendest. Vorteile, die Dir die Möglichkeit geben werden, Dein Leben mehr zu genießen.

Masturbation kann sowohl für Dich als auch für Deinen Partner eine Quelle der Erkenntnis sein. Nach alledem weißt Du jetzt, was Dir gefällt; lehre es dem anderen.
Ein Paar, das lernen kann, einander wirkungsvoll mit dem genau richtigen Gespür für die Lust zu masturbieren, kann eine kreative und befriedigendere sexuelle Gemeinschaft erlangen. So zeigst Du ihm oder ihr Deine bevorzugten Streichelbewegungen und Stellungen. Beim Geschlechtsverkehr kann das ein Mittel sein, um den Mann zur Erektion und die Frau zu einem der Vereinigung vorausgehenden Höhepunkt zu bringen. Nachher ist Masturbation nützlich, um sie zu einem weiteren Zyklus oder Orgasmus und ihn möglicherweise erneut anzuregen.
Die lustvoll stimulierbaren Gebiete einer Frau wechseln ziemlich häufig, gehe deshalb nie einfach davon aus, daß das, was sie Deiner Meinung nach beim letzten Mal signalisierte, auch diesmal das Richtige sein wird. Frage sie immer vorher. Mit dieser Haltung der Entdeckerfreude und des Teilens kann Selbstbefriedigung einen wesentlichen Beitrag zu Eurer Beziehung leisten.

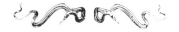

Zusammenfinden

In den bisherigen Abschnitten dieses Buches habe ich viel darüber gesprochen, wie Du Dich selbst befriedigen kannst, wie Du Deine eigene sexuelle Energie in Fluß bringst und die Verantwortung für Deine eigene Lust übernimmst. Du hast jetzt vermutlich die Übungen sowohl alleine als auch mit einem Partner ausgeführt und dabei die folgenden Künste gemeistert: mit der Atmung Energie aufzubauen, Dich in Übereinstimmung mit Deiner Atmung zu bewegen, Dich während Deiner Atmung mit verbalen und nonverbalen Lauten mitzuteilen und Deine Energie durch Erden in einem Brennpunkt zu sammeln. Nun bist Du bereit, bis zum Absprungpunkt weiterzugehen, um zu sehen, was Dir all das mit Deinem gewählten Sexualpartner bringt.
Du bist soweit, alles zu »vergessen«, was Du aus diesem Buch gelernt hast!
An diesem Punkt ist es wichtig, Deinen Kopf von all den Einzelheiten zu befreien, die Du gelernt hast; Dein Körper wird sich sehr gut erinnern, wenn Du Deine Übungen gut genug ausgeführt hast. Denken kann bloß Deine sexuelle Erfahrung stören. Sofern Du Dich auf irgendeine Bewegung konzentrierst, wirst Du schließlich unfähig sein, sie überhaupt zu machen. Ein typisches Beispiel für das, was ich meine, wäre, daß Du nach einer Trainingsstunde Deinen Tennisschläger ungeschickt zerbrichst.
Ich kann mich an eine dramatische Gruppentherapiesitzung erinnern, in der ein Mann in jeder Hinsicht seines Lebens Anleitung verlangte; er meinte, er benötige Führung, um sich vollständig richtig zu verhalten. Der Therapeut forderte ihn auf, aufzustehen und einfach im Kreis herumzugehen. Wäh-

rend er das tat, wurde er in Einzelheiten angewiesen, wie er gehen sollte: »Hebe jetzt Deinen Fuß an; nein, nein, nicht so! Zuerst die Hacke und dann die Zehenspitzen« etc. Während er versuchte, es in der bestmöglichen Weise zu bewältigen, wurde er vollständig gelähmt und konnte sich nicht mehr bewegen. Er konnte überhaupt nicht mehr gehen. Genau dies kann mit jeder natürlichen Funktion geschehen, wenn Du Dich zu sehr auf ihre Einzelheiten konzentrierst. Laß dies in Deinem Liebesspiel nicht eintreten! Dein Körper nimmt an einem natürlichen Ereignis teil, und er wird das einfachste, leichteste und natürlichste wählen, wenn er erst einmal beides, Dein altes Muster und Deine neuen Übungen, erfahren hat. Wenn ich an die Vereinigung denke, fällt mir als wichtigstes nicht der mechanische Ablauf des Geschlechtsverkehrs oder das Lehren einiger Erregungstechniken ein, sondern das Gefühl, das in die sexuelle Erfahrung einbezogen ist. Ich meine, daß Gefühl und psychologische Aspekte ebenso wichtig, wenn nicht sogar wichtiger sind als der tatsächliche Geschlechtsverkehr. Für mich ist »Liebe machen« in diesem Zusammenhang wirklich ein passender Begriff, weil er einschließt, daß Du und Dein Partner, wenn Ihr Euch vereinigt, beide Zuwendung, Hingabe und Gewährung der von tief innen kommenden Gefühle ausdrückt - eine sehr schöne Erfahrung.
Ich bin mir sehr wohl bewußt, daß Sex nicht in dieser Form stattfinden muß, um Spaß zu machen, aber ich meine, daß dann Energiefluß und Erregungsgrad bedeutend höher und lohnender und die Vereinigung viel erfüllender sein werden. Schließlich spreche ich in diesem Buch von dem optimalen totalen Orgasmus, und Liebe und tiefer Kontakt sind dabei wichtige, wenn auch nicht unverzichtbare Zutaten.
Natürlich gibt es neben dem Sexualtrieb noch viele Gründe, sexuellen Kontakt aufzunehmen. Viele Leute suchen in der sexuellen Erfahrung Befriedigung ihres Egos, ihres gesellschaftlich geprägten Ichs, und fühlen sich zufrieden, wenn sie ihren Partner befriedigt haben. Manche Leute wünschen

sich bloß, dicht bei jemandem zu liegen und umarmt zu werden und sind bereit, Sex in Kauf zu nehmen, um diese Wohltat zu erlangen. Und einige haben bloß nichts anderes zu tun, während der Fernsehapparat außerhalb des Hauses zur Reparatur ist (oder sogar während er eingeschaltet ist). Für mich setzt aber die ideale sexuelle Vereinigung das tiefste gegenseitige Zusammenfinden in Liebe und Zuwendung voraus. Die Qualität Eurer sexuellen Beziehung ist schließlich doch ein Ausdruck Eurer gesamten Beziehung, woraus folgt, daß sich, je tiefer Eure Beziehung ist, Eure sexuelle Erfahrung intensiviert.

Hiermit meine ich nicht notwendig ein Zusammenfinden in einer dauerhaften Beziehung oder in einer, die sich jahrelang fortsetzen muß. Ich spreche hier über eine Qualität der tiefsten Bedeutung im Hier und im Jetzt... in diesem Augenblick. Was in der Zukunft geschieht, weiß niemand. Genau jetzt, in Eurer körperlichen Vereinigung, gibt es kein Unterscheiden, keine Unterschiede und kein Anderssein; es gibt keine Empfindung der Grenzen zwischen Euch und keine Empfindung einer abgetrennten Person, die als solche wahrgenommen oder anerkannt, manipuliert oder erfreut werden müßte.

Dies ist die höchstmögliche *Konfluenz*, das Zusammenfließen, das vollständige Zusammenfinden. Es ist dem Rauch sehr ähnlich, der aus einer Zigarette kommt... während er sich in den Raum hineinbewegt, scheint er eine deutliche Figur und Form zu haben; dann verschwindet er und wird Teil der Luft in dem Zimmer... er wird mit dem Raum konfluent. Ein weiteres Beispiel für die Konfluenz, die Vereinigung, bietet sich: wenn Du Deine Nahrung erst einmal hinuntergeschluckt hast, ist sie nicht mehr da; Du nimmst sie nicht mehr wahr (solange sie Dir bekommt). Sie ist konfluent geworden, Teil von Dir... Du hast sie in Deine Grenzen aufgenommen. Sie wird jetzt Energie für Deinen Organismus.

Konfluenz am Höhepunkt der sexuellen Vereinigung ist äußerst wünschenswert. Das ist der Verlust des Egos, von dem ich im Abschnitt über den Orgasmus sprach. Ein Problem tritt auf, wenn Leute versuchen, dieses Zusammenfließen auszudehnen und dauernd in einer konfluenten Beziehung zu leben. Sie nehmen dann keinen persönlichen Kontakt zueinander auf. Viele Ehen sind so; die Partner betrachten sich als eins und können wenig oder keine Meinungsunterschiede zwischen sich aushalten. Wenn sie verschiedener Ansicht sind, haben sie Schwierigkeiten, durch eine Diskussion den Punkt der Einigung zu erreichen, und genauso schwierig ist es für sie, sich darauf zu verständigen, daß sie nicht einig sind. Sie müssen die gestörte Konfluenz durch jedes denkbare Mittel wiederherstellen.

Gewöhnlich geschieht das durch Unterdrückung, durch Flucht in die Isolation... in eine Trennung, die ein schmollender Rückzug ist, wobei jegliche Mittel eingesetzt werden, um die andere Person zum »Aufgeben« zu bringen.

Zorn und Feindseligkeit sind weitere Mittel, um die andere Person zur Rückkehr zum Muster des Einsseins, der Konfluenz, zu bewegen.

Wenn zwei Menschen in Kontakt, nicht in Konfluenz, miteinander sind, respektieren sie ebenso ihre eigene Lebensweise wie die der anderen Person und begrüßen den Reiz und die Erregung, die aus unterschiedlichen Auffassungen hervorgehen. Sexuell ausgedrückt rate ich Euch, die Kontakterregung (die auf Euren Unterschieden aufgebaute Aufladung) dazu zu verwenden, Spannung anzusammeln, bis sie ihren höchsten Gipfel erreicht hat. Sucht dann die Konfluenz, ein Verschmelzen mit dem anderen (und zwar nicht nur körperlich, sondern auch in den tieferen Zentren eines jeden), was für diese kurze Zeit möglich werden kann.

Weil es so wichtig ist, den Rhythmus der sexuellen Erfahrung zu verstehen, möchte ich gerne die Unterschiede zwischen *Sinnlichkeit* und *Sexualität* in bezug auf die Vereinigung besprechen - das Extrem der Sinnlichkeit im Sensualisten und das Extrem der Sexualität im Sexualisten.

Sinnlichkeit ist ein wichtiger Teil des sexuellen Prozesses. Meine Übungen zielen sicherlich darauf, Erregung aufzubauen und den Übenden in die Lage zu versetzen, mehr Spannung zu erzeugen, welche auch der Sensualist suchen würde; doch kann Sinnlichkeit auch zum Selbstzweck werden.

Der Sensualist ist weniger an der Lust einer Entladung (dem Orgasmus) interessiert als vielmehr daran, die einzelnen, Spannungen aufbauenden Stufen des orgastischen Zyklus voll auszukosten.

Wenn Du Dein Wissen auffrischen willst, zeigt im Kapitel *Orgasmus* die Reichsche Kurve das Vorspiel, dann ein allmähliches Ansteigen der Erregung zu einem Plateau und zum Schluß die Spannungslösung. All das ist Teil des Zyklus, der während der sexuellen Erfahrung abläuft; jede Phase bietet ihren eigenen Genuß. Es ist aber möglich, einen Teil der Kurve mehr als einen anderen zu genießen. Die Sensualisten genießen den ersten Teil der Kurve - das Vorspiel oder den Aufbau der Ladung - wirklich mehr als ihr Plateau oder ihre Entladung.

Umgekehrt gibt es nun Leute, die *Sexualisten*, die sich wenig um das Vorspiel oder den Ladungsaufbau kümmern und nur an ihrer Entladung, ihrem Orgasmus, interessiert sind.

Beide Typen, der Sensualist und der Sexualist, bleiben häufig unbefriedigt. Der Sensualist versucht, seine Erregung bis zu einer hohen Ebene zu führen und sie in diesem Stadium zu halten, damit er aus sich herausgeführt wird: jeder Fehlschlag wird als Mangel an ausreichender Anregung angesehen. Er sucht nach immer besseren Wegen, um sich zu einer Ekstase anzuregen, die ihm für immer den Absprung gewährt. Das kann er nicht vollenden und bleibt fortgesetzt unbefriedigt, versucht es aber immer wieder.

Umgekehrt hat der Sexualist auch seine Probleme. Er wünscht sich bloß seinen Orgasmus, aber er baut nicht die notwendige Spannung auf, um in seinem orgastischen Reflex wirklich eine befriedigende Entladung, ein vollständiges Loslassen und

ein Zusammenfließen mit seinem Partner zu erlangen. Deshalb verbringt er die meiste Zeit seines Lebens damit, von Bett zu Bett zu hüpfen, wird aber selten befriedigt. Wenn ich er sage, meine ich natürlich er oder sie.
Der Sensualist ist dadurch begrenzt, daß er sich nur mit der Oberfläche beschäftigt - nur mit dem, was von außen angeregt werden kann. Er vernachlässigt die inneren Gefühle in seinem Körper, die die wahre Quelle vollständiger Befriedigung sind. Tiefe Befriedigung in einer sexuellen Begegnung schließt die Eingeweide, die Nerven, den Geist und das Herz eines Menschen ein. Diese werden nur dadurch berührt, daß Du Dir erlaubst, mit einem anderen Menschen im tiefsten Sinn zusammen zu sein und eindeutigen Kontakt aufzunehmen.
Der Sexualist verfehlt wahre Befriedigung, weil auch er tiefen Kontakt vermeidet. Wie hat man schon Ruhe während seiner oder ihrer Jagd nach dem Orgasmus? Die Neuigkeit eines neuen Partners ist vor allem ein sinnliches Phänomen, aber auch der Sexualist wird in seiner andauernden Verfehlung der Befriedigung neue Partner suchen. Der Aufbau einer Beziehung, die von Zuwendung und tiefem Kontakt geprägt ist, die zu gesteigerten Orgasmen und totaler Lösung führen können, wird von beiden nicht ermöglicht.
Ich habe nicht vor, Leute zu etikettieren oder zu katalogisieren und sie dann als eine Art krankhafte Kategorie zu besprechen. Ich habe diese Möglichkeiten erwähnt, um die Bedeutung des von einer Beziehung geprägten Geschlechtsverkehrs und des Genusses *aller* seiner Phasen hervorzuheben.
Behalte im Gedächtnis, daß jeder von uns anders ist. Sieh Dir die Natur an: die Paarung findet auf verschiedene Arten statt und hängt von der jeweiligen Tiergattung ab. Sie dauert von lediglich Sekunden, wie bei Gazellen oder Kaninchen, bis zu Tagen, wie bei einigen Bärenarten, und schließt bei einigen komplexe Paarungsrituale ein, während bei anderen die Paarung sofort beginnt. So ist auch in unserer Gattung jeder anders; es ist wichtig, auf den Rhythmus Deines Se-

xualpartners zu achten. Werde Dir bewußt, wie bei Deinem Partner Sinnlichkeit und Sexualität im oben erwähnten Sinn verteilt sind. Einige Leute brauchen und ersehnen mehr Zeit für das Vorspiel als andere. Offene Gespräche sind der einzige Weg, auf dem Ihr möglicherweise beginnen könnt, Eure Rhythmen miteinander zu verschmelzen.

Es ist wichtig, einige der allgemeinen Anzeichen sexueller Erregung bei beiden Geschlechtern zu erkennen. Bei einem Mann ist es ganz offenkundig, daß etwas geschieht, wenn er eine Erektion hat. Beim Mann liegt das Problem nicht darin, fähig zu sein, zu sagen, wann er erregt ist, sondern wann er überregt ist, wann er den »Punkt ohne Umkehr« überschritten hat, das heißt, wann er in den Abschnitt des orgastischen Reflexes innerhalb des sexuellen Kreislaufes eingetreten ist. Nur der Mann selbst kann sagen, wann dieser Punkt erreicht worden ist.

Masters und Johnson haben in ihrer Arbeit über die menschliche sexuelle Unzulänglichkeit eine Technik entwickelt, die die »Drück-Technik« genannt wird und die dazu dient, den Mann darin zu üben, mehr Kontrolle über seinen Punkt ohne Umkehr zu erlangen.

Kurzgefaßt besteht die Technik darin, daß die Frau zwischen den Beinen des Mannes sitzt und ihn entweder mit dem Mund oder mit der Hand bis zum Punkt des Samenergusses erregt. Der Mann sagt ihr, daß er am »Punkt ohne Umkehr« angelangt ist, und sie drückt seinen Penis, indem sie ihren Daumen genau unter der Eichel auf der ihr zugewandten Seite anlegt, während ihr Zeigefinger genau über dem Eichelrand auf der ihr abgewandten Seite liegt und sich ihre anderen Finger unter dem Rand befinden; sie drückt acht bis fünfzehn Sekunden lang, bis seine Erektion etwas zurückgegangen ist. Das wird in drei Sitzungen vier- oder fünfmal wiederholt. Während dieser Zeit hat der Mann gelernt, seinen Punkt ohne Umkehr zu erkennen. Der nächste Schritt ist tatsächlicher Scheidenkontakt. Die Frau, die jetzt rittlings auf dem Mann

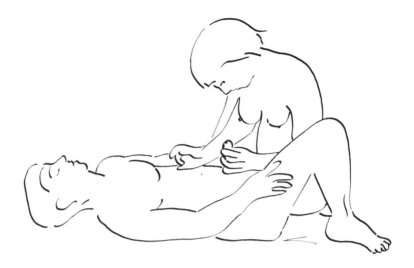

sitzt, steckt seinen weichen Penis in ihre Vagina und erlaubt dem Mann, ohne daß sie sich bewegt, eine Gliedversteifung zu bekommen und damit vertraut zu werden, in ihr zu sein. Wenn dann sein Punkt ohne Umkehr kommt, zieht sie sich von seinem Penis zurück und drückt ihn in der gleichen Weise wie zuvor. Das wird dreimal während dreier Sitzungen gemacht. Das Paar kann jederzeit auf diese Übungen zurückkommen, wenn der Mann eine Verstärkung seiner Kontrolle über den Punkt ohne Umkehr braucht.

Während ernsthafte Schwierigkeiten mit vorzeitigem Samenerguß jenseits des Themenbogens dieses Buches liegen, ist der Gebrauch der Atmungstechniken, die ich hier vorgestellt habe, in vielen, weniger ernsten Fällen hilfreich.

Wenn Du tief atmest, breitest Du Deine Erregung in Deinem ganzen Körper aus und verhinderst, daß sie ausschließlich in Deinen Genitalien verbleibt. Wird die Erregung im Körper ausgebreitet, vermindert sich in großem Ausmaß die Wahrscheinlichkeit, daß sich Deine sexuelle Erregung bis zu dem Punkt, von dem ab der Samenerguß nicht mehr zu vermeiden ist, in Deinem Penis konzentriert, bevor vollständige Erregung und Spannung in Deinem ganzen Körper aufgebaut sind. Vorzeitiger Samenerguß ist das Ergebnis zu starker Erregung in den Genitalien. Langsame, tiefe Atmung und entspannte Bewegungen, vor allem während des Vorwärtsdrängens des Beckens, sowie vollständige Entspannung des Afters vor dem Zurückziehen des Beckens sind wichtig für die Vermeidung eines vorzeitigen Samenergusses.

Bei einer Frau sind die Zeichen sexueller Erregung nicht ganz so offensichtlich, sie sind aber deutlich und sollten registriert werden. Die am deutlichsten festzustellende körperlich Reaktion ist die in ihren Brüsten. Achte während der Erregungsphase auf das Aufrichten der Brustwarzen und, während sie ihre Plateauphase erreicht, erscheint zuerst bloß auf den unteren Brustoberflächen so etwas wie ein masernähnlicher Ausschlag oder ein Erröten durch Erweiterung der Blutgefäße. Während der Orgasmus sich nähert, neigt dieses ausschlagähnliche Erröten zur Ausbreitung und nach ihrer Ausklangphase geht es dann zum Normalzustand zurück.

Manchmal ist das kaum zu erkennen, weil es vom Hauttyp der Frau abhängt. Während der Erregung schwellen die Vorhöfe (die dunkleren Bereiche um die Brustwarzen herum) an und dehnen sich aus, und die Brüste selbst vergrößern sich bis zu einem Viertel über ihre normalen Proportionen hinaus. Die bläulichen Venen und Zeichnungen auf ihren Brüsten können ebenfalls deutlicher sichtbar werden.

Als weibliche Körperreaktion im Genitalbereich ist zu nennen, daß die Schamlippen sich mehr oder weniger auseinanderspreizen, wenn sich eine Frau ihrer Plateauphase nähert, wodurch ihr Scheidenausgang der geschlechtlichen Vereinigung zugänglich wird. Vielleicht eines der wichtigsten Anzeichen der weiblichen Erregung ist die Absonderung von Flüssigkeit in die Vagina aus Drüsen in der Scheidenwand, die den offensichtlichen Zweck hat, als Gleitmittel beim Eindringen des Penis zu dienen. Es ist äußerst wichtig, diese Information

im Bewußtsein zu behalten, obwohl sie nicht mehr als Grundwissen enthält, damit jenes sanfte, rhythmische sexuelle Verschmelzen stattfinden kann. Weiter in Einzelheiten gehende Aufklärung kann den meisten Sexualhandbüchern entnommen werden.
Die Sinnlichkeit der sexuellen Begegnung kann stark erhöht werden, wenn Eure Haut, die wie jedes andere Sinnesorgan ein Organ der Wahrnehmung ist, während des Vorspiels in vollstem Umfange einbezogen wird. Streicheln kann mit der Atmung verbunden werden, die Du bei den Übungen erlernt hast - leichte streichende Bewegungen sind gut entlang der Glieder und auf dem Rücken. Zu Anfang des Vorspiels empfehle ich eher Anregung der Haut als Reizung der Genitalien. Es ist gut, diese Anregung auch nach dem Eindringen noch fortzusetzen; die liebevolle Berührung sollte nicht vergessen werden. Streicheln und Berühren sind natürliche Vorgänge - viele Leute verlegen jedoch ihren Aktivitätsschwerpunkt während des Geschlechtsverkehrs vollständig in ihre Genitalien. Eine weitere lustvolle Möglichkeit, Deinen Partner zu erregen, ist die Reizung mit dem Mund. Vergiß sie nicht. Tiefes Küssen ebenso wie oral-genitale Anregung (liebkosen der Genitalien mit dem Mund) sind ausgezeichnete Mittel, um die sexuelle Erregung zu erhöhen. Diese oral-genitale Stimulierung ist besonders erregend und lustvoll für beide Partner, wenn durch das Atmungs- und Bewegungsmuster ein hoher Erregungsgrad erreicht worden ist.
Ein von mir während der Übungen immer wieder betontes Prinzip ist das *Erden* - das heißt zu fühlen, wie Deine Energie von einem festen Grund aus strömt; wie Du Deine Energie in Deinem Körper abwärts und in Deine Füße hinein bewegen und diesen Kontakt mit dem Boden oder der »Erde« (etwas Festem) einsetzen kannst, um die Energie wieder durch Deinen Körper hindurch hochspringen zu lassen. Es ist auch wichtig, die vorderseitigen Streckmuskeln der Oberschenkel zu aktivieren, die das Becken hoch und nach vorne ziehen,

womit Du den orgastischen Reflex nachahmst. Das Erdungsprinzip sollte auch in der sexuellen Vereinigung befolgt werden, und Eure Körperstellungen sollten Euch beiden das Erden erlauben.

Es ist generell wichtig, daß solche Positionen, die die Atmung einschränken oder die Bewegungen eines der Partner behindern, in den letzten Stufen des Orgasmus vermieden werden sollten. Jene Stellungen, die beide Partner befähigen, ihre Füße gegen etwas zu drücken und sich (am Ende des Bettes, einer Wand und so weiter) abzustützen, sind besser.

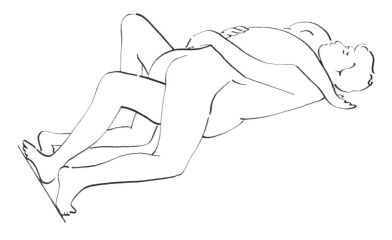

Mit einander zugewandten Gesichtern auf einem Stuhl zu sitzen, kann Eure Erdung auch fördern. Es lohnt sich außerdem, es in einem Schaukelstuhl ohne Armlehnen zu versuchen.

Die gegenwärtige Modewelle, die Wasserbetten als Antwort auf Probleme sexueller Erregung vorschlägt, führt in die Irre. Eines der Probleme des Liebens auf einem Wasserbett liegt darin, daß Erden sehr schwierig wird und daß Deine Bewegungen durch den Mangel an etwas Festem, gegen das Du drücken kannst, eingeschränkt werden. Außerdem ist es auf einem Wasserbett schwierig, Eure rhythmischen Bewegungen in Einklang zu bringen, was am äußeren Rhythmus des Bettes

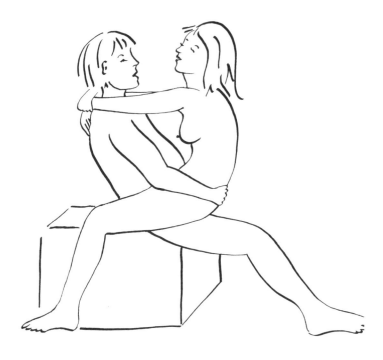

liegt. Sexuell gesehen können Wasserbetten eine höchst erfreuliche Angelegenheit sein, sie halten aber als ständige Einrichtung den Vergleich mit einem festen Untergrund nicht aus. Erinnere Dich, den Rhythmus und den Strom sowohl Deiner sexuellen Erregung als auch der Deines Partners zu beachten. Es liegt uneingeschränkt in Deiner Verantwortung, Dir Deines eigenen Rhythmus bewußt zu bleiben und Deine Wünsche Deinem Partner mitzuteilen (und zwar sanft und nicht so, als würdest Du in einem vielbefahrenen Straßenabschnitt den Verkehr regeln).

Warte nicht passiv darauf, erfreut zu werden, sofern das nicht ein gelegentliches, gegenseitige Zustimmung findendes Spiel zwischen Euch ist. Man kann leicht »Begehren« mit Mitteilung darüber verwechseln. Anstatt Dich mitzuteilen, magst Du unterstellen, daß Dein Partner weiß, was Du ersehnst. Oder Du magst selbst nicht wissen, wonach Du verlangst. Dieses Problem kann sogar noch verwickelter werden, wenn zwischen Euch das Gefühl dauernder Konfluenz zugegen ist.

Die »nicht ausgesprochene Voraussetzung« geht ungefähr dahin: »Sofern wir eins (das heißt konfluent) sind und Du mich wirklich liebst, wirst Du wissen, was ich begehre, und es mir geben. Wenn Du mich wirklich liebst, wirst Du mich befriedigen...« und so weiter.

Diese Unterstellungen treten in einer Sekunde der Spaltung auf und sofort wendet sich einer ab, zieht sich zurück, verliert an Erregung, wird vielleicht sogar ärgerlich und vorwurfsvoll, wenn er unbefriedigt bleibt. Die andere Person spürt das, und die ganze Situation ist auf eine weitere Enttäuschung für beide programmiert.

Niemand kann Deine Gedanken lesen, doch Ihr könnt gegenseitig die Zeichen Eurer Körper lesen, wenn beide Partner darauf achten. Es ist unnötig, Worte zu gebrauchen; nonverbale Laute können diese Aufgabe sehr befriedigend erfüllen. Worte können bewirken, daß Du Dich in Deinem Kopf festfährst, und es ist schließlich Dein Kopf, den Du gerade jetzt zu verlieren suchst.

Es gibt keine Eile; genießt jede Phase der Lust bis zum äußersten und geht dann zur nächsten über, wobei Ihr, wie beim Tanzen, einen für Euch beide passenden Rhythmus sucht. Wir haben nicht alle den gleichen Rhythmus. Das ist auch nicht erforderlich. Jeder kann bei seinem eigenen Rhythmus bleiben, wenn sich beide miteinander in Einklang bringen lassen.

Das bedeutet nicht, daß ein Partner heftig stoßen sollte, während der andere wie eine tagealte Leiche daliegt... Es ist aber möglich, daß sich ein Partner zweimal innerhalb einer Bewegung des anderen Partners bewegt, sofern sie sanft und zeitlich gut aufeinander abgestimmt sind. Am wichtigsten ist dabei, daß die Bewegungen langsam beginnen und langsam bleiben, bis der orgastische Reflex einsetzt.

Diese langsamen, rhythmischen Bewegungen können sehr durch die Verwendung äußerer Gleitmittel erleichtert werden, sogar dann, wenn die Frau viel Scheidensekrete erzeugt. Häufig wird ein zusätzliches Gleitmittel wie zum Beispiel Vaseline Eure Bewegungen wesentlich angenehmer machen. Das Geheimnis des Gebrauchs äußerlicher Gleitmittel liegt darin, daß dadurch ein Kompromiß zwischen zu viel und zu wenig Koitusbewegung in bezug auf die Bedürfnisse von jeweils einem der Partner gefunden wird. Manche Frauen fühlen sich als Versagerinnen, wenn nicht sie die Gleitflüssigkeit für den Geschlechtsverkehr zur Verfügung stellen, womit sie sich selbst eine unnötige Verantwortung aufbürden.

Die von mir vorgeschlagenen Beckenbewegungen sind Rückwärts- und Vorwärtsbewegungen, mit denen der Bewegungsdrang der abschließenden Bewegungen im orgastischen Reflex nachgeahmt wird. Während des Vorspiels und besonders während der »Aufladungsphase« des Geschlechtsverkehrs kannst Du sehr viel Lust dadurch erlangen, daß Du mit Deinen Hüften eine langsame kreisförmige Bewegung machst, ähnlich wie das »Stoßen und Kreisen« des Burleskentänzers. Diese Bewegungsweise kann für die Frau und den Mann anregend sein, solange Eure Atmung mit ihr so synchron läuft, daß der Atem ausströmt, wenn die Becken nach vorne kommen. Es ist wahrscheinlich vorzuziehen, sich bei dieser Kreisbewegung abzuwechseln, weil es manchmal schwierig ist, zwei gleichzeitig ablaufende Kreise miteinander zu koordinieren. Wenn Ihr Eure Bewegungen mit der dazu passenden Atmung verbindet und gemeinsam einen Laut von Euch gebt (wie während der Übungen), dann werdet Ihr das tun, was den Tanz der Liebe am meisten fördert.

Da jeder Mensch in unterschiedlichem Ausmaß Erregung aufbaut und dann entlädt, ist es nicht immer möglich, gleichzeitig einen Orgasmus zu bekommen. Wenn das geschieht, ist es eine zusätzliche Lust, es ist aber keine Notwendigkeit. Es geschieht häufiger, daß der eine oder der andere Partner zuerst einen Orgasmus hat. Wenn das eintritt, könnte der Partner, der noch nicht so weit ist, seine Erregung abschalten; es wird dann sogar schwieriger, einen Orgasmus zu erlangen, weil der Erregungsanstieg von neuem aufgebaut werden muß. Dies kann zu Zurückweisung, Tadel und Ärger über den anderen Partner führen. Das ist ein nur allzu bekannter Umstand.

Wenn aber jeder Partner die Verantwortung für seine oder ihre Lust übernimmt, kann der Partner, der noch nicht so weit ist, fortfahren, einen Orgasmus und die Befriedigung zu erreichen... auch dann, wenn das nicht durch tatsächlichen, die Vagina einbeziehenden Geschlechtsverkehr vollbracht wird. Ein ausdrücklich ausgesprochener »Vertrag« zwischen den Partnern mit diesem Ziel befreit beide von einem großen Druck - der auf ihm liegt, wenn es ihm nicht gelingt, sie zu befriedigen, und auf ihr, wenn sie Theater spielen und einen Orgasmus hervorbringen muß.

Hier kann Eure Masturbationspraxis gut angewendet werden. Wenn Du nicht befriedigt bist, versuche es mit Selbstbefriedigung - und zwar genau da und nicht alleine in einer dunklen Toilette - oder lehre Deinen Partner, Dich bis zu einem Höhepunkt zu masturbieren. Es liegt eine unterschiedliche Art der Erregung darin, jemandem bei der Selbstbefriedigung zuzusehen, oder es für ihn oder sie zu tun. Manchmal wird diese voyeuristische Eigenart den befriedigten Partner zu einem weiteren Erregungshoch oder einer Erektion reizen, und der Geschlechtsverkehr kann fortgesetzt werden. Unabhängig von der Folge der Orgasmen ist eine gegenseitig zugewendete Beziehung der wichtigste, alles durchziehende und grundlegende »Klebstoff«, der Eure sexuelle Vereinigung befriedigend machen wird.

Vergeßt nicht die abschließende Phase Eures Zusammenseins, die letzte, aber sicher nicht unwichtigste. Auf den Koitus folgende Umarmungen bekräftigen die Auflösungsphase und stellen einen viel liebevolleren Abschluß für Euch beide dar, als wenn Ihr aufspringt und zur Dusche lauft.

Es ist nicht immer notwendig oder möglich, sich die Zeit für eine ausgedehnte sexuelle Auf- und Entladung zu nehmen. Sehr viel Lust kann auch der »Quickie« geben - eine kurze und erregende, gewöhnlich nicht vorausgesehene sexuelle Erfahrung. Unter der Dusche, im Auto, in der Küche oder auf der Treppe, mittags oder vor dem Frühstück sind ein paar der bevorzugten Zeiten und Orte für dieses Abenteuer. Diese kurzen Begegnungen können Deinem Leben Abwechslung und Erregung hinzufügen.

Bis hierhin habe ich den Vorgang des Sich-Findens in Begriffen einer gegengeschlechtlichen Beziehung besprochen.
Ich möchte ausdrücklich feststellen, daß Heterosexualität keine Voraussetzung für eine befriedigende sexuelle Beziehung ist. Die die Beziehung ausmachenden Gesichtspunkte jeder sexuellen Vereinigung - Zuwendung, Achtung und Liebe, der Kontakt und die Einbeziehung des anderen -, die in jeder tiefen Beziehung vorhanden sein sollten und notwendig sind, sind, wie viele Menschen wissen, genauso in homosexuellen Beziehungen möglich. Deine Verbindung mit dem Sein eines anderen Menschen ist die Gabe des Lebens. Wie Du die Energie verwendest, die Du durch das Erregen Deines Körpers erzeugt hast, ist wirklich eine Angelegenheit Deiner persönlichen Vorlieben, ein Ausdruck der Mittel, durch die die schönste Fähigkeit - der vollständige, befriedigende, totale Orgasmus - für Dich das Beste vollbringt.

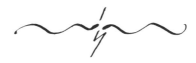

Wie Du Deinen Verstand verlierst...

Manche Leute erfahren ein sehr seltsames Phänomen, wenn sie anfangen, auf ihren Körper zu achten: ihr Verstand wird sehr aktiv! Diese geistige Aktivität scheint ihnen eine Flut von Inhalten zu Bewußtsein zu bringen, die mit der Situation nichts zu tun haben. Eine Möglichkeit, mit dieser Erscheinung umzugehen, liegt darin, den Inhalt zu analysieren. Eine andere ist, sich um den geistigen Vorgang zu kümmern, wobei Du eher das Wie der Verstandesaktivität als das Warum und das Was hervorhebst.
Ich möchte gerne über diesen Bewußtseinsvorgang und darüber sprechen, wie Du ihn verändern kannst, um Deine Selbstwahrnehmung zu steigern und größeren sexuellen Genuß zu erlangen.
Fritz Perls sagte einmal: »Verliere den Verstand und komme zu Deinen Sinnen.« Dies muß bei vielen Leuten geschehen, bevor sie einen intensiveren Orgasmus erlangen können.
In unserer »westlichen« Art zu denken mag »verliere Deinen Verstand« wie Ketzerei klingen: unsere Kultur verehrt das Rationale.
Alles muß uns in Begriffen von Ursache- und Wirkungs-Beziehungen erklärt werden; sogar komplexe Phänomene müssen einen Sinn haben. Unsere Macht zu denken ist wichtiger als alles andere. Unglücklicherweise kollidiert Denken gewöhnlich mit Deiner Fähigkeit zu fühlen. Und Du arbeitest gerade daran, den Gefühlsinhalt Deines Orgasmus zu erhöhen.
Ein Kollege von mir, Steve Schoen, hat herausgearbeitet, daß es drei Wirkungsweisen gibt, die der Verstand hervorbringt, um Deine Gefühle zu steuern, er nennt sie *Grübeln*, *Festhalten* und *Abschalten*. Obwohl ich weiß, daß das eine übermäßige

Vereinfachung ist, sind diese Begriffe bei der Betrachtung des Vorgangs der Verstandestätigkeit sehr nützlich. Wenn Du auf Deinen Verstand achtest, kannst Du einige sehr interessante Beobachtungen anstellen.

Versuchen wir ein Experiment. Schließe Deine Augen und achte nur darauf, wohin sich Dein Bewußtsein wendet.

Was geht in Deinem Kopf vor, während Du das tust?

Du magst feststellen, daß sich Deine Aufmerksamkeit auf das richtet, was Du empfindest, wie es Deinem Körper geht.

Das heißt, der Geist richtet sich auf das Hier und Jetzt.

Du wirst Dir der zu großen Härte des Stuhls bewußt, Du wirst Dir der äußeren Geräusche bewußt.

Du nimmst Deine Atmung, irgendeine Unbequemlichkeit in Deinem Körper und Ähnliches wahr.

Du achtest auf das, was in der Gegenwart geschieht - hier und jetzt. Oder Dein Verstand mag sich der Zukunft zuwenden, indem er das, was später geschehen wird, vorwegnimmt, plant oder ausarbeitet. Das führt Dich von dem weg, was gerade geschieht - hier und jetzt - und es beraubt Dich ebenso Deiner Spontaneität.

Vielleicht reist Dein Verstand in die Vergangenheit zu einer nicht abgeschlossenen Situation, zu etwas, das in irgendeiner Weise vervollständigt werden muß, zu einer weiterhin bestehenden Meinungsverschiedenheit mit jemandem (das »Ich hätte sagen sollen«-Phänomen), zu Geschirr, das abgewaschen werden muß, oder zu irgend etwas, das »erledigt« werden muß. Eine sehr vertraute unbeendete Situation wäre, daß man vergessen hat, jemandem auf Wiedersehen zu sagen oder ihm für etwas zu danken.

Wenn Du Dich in Deine Phantasie zurückziehst, bekommst Du häufig ein wenig mahnende Gedanken an jene Situationen, die Dich nicht ruhen lassen. Im allgemeinen läßt sich sagen: je tiefer Deine emotionale Verstrickung in eine Situation ist, desto stärker besteht die Notwendigkeit, sie innerlich abzuschließen und ihr auf Nimmer-Wiedersehen zu sagen.

Die Auffassung, eine Situation zu beenden oder abzuschließen - ihr eine vollständige Gestalt zu geben -, ist einer der wesentlichsten Grundsätze der Gestalttherapie.

Eine unvollständige Gestalt zieht Energie an wie ein Magnet; das ist vergleichbar der Situation, in der Du hörst, wie der Mieter über Dir das Zimmer betritt, die Schuhe auszieht und nur einen fallen läßt. Deine Aufmerksamkeit bleibt daran kleben, auf das Fallen des zweiten Schuhs zu warten. Nur durch das Vervollständigen der Gestalt - das Fallen des anderen Schuhs - wird Deine Energie freigesetzt, sich ganz der Gegenwart zu widmen.

Einige von uns ziehen es vor, stur an dem zu kleben, was sie tun, und vermeiden auf diese Weise sogar in der Phantasie, sich um unbeendete Situationen zu kümmern. Wir sind häufig nicht bereit, solche Dinge wie verlorene Geliebte, »hochgeschätzte« Tragödien oder »gehegte« Abneigungen aufzugeben. Dieses Festhalten an der Vergangenheit verhindert Deine ganze Hinwendung zur Gegenwart. Du bist zwischen dem »Dann und Dort« und dem »Hier und Jetzt« gefangen. Deine Energie ist aufgespalten.

Du wirst Dich aus der Übung des Augendialogs im Abschnitt *Partnerübungen* an die Vorstellung, »Kontakt« herzustellen, und an die Bedeutung des »Rückzugs« erinnern. Diese Technik kann ebensogut verwendet werden, um mit diesen unbeendeten Situation umzugehen.

Stell Dir vor, Du umarmst gerade jemanden zärtlich und lustvoll und Dein Verstand fängt an, sich plötzlich einem früheren Liebhaber zuzuwenden! Sofort würdest Du Dir sagen: »Aber ich bin hier mit Hans oder Sarah zusammen, und ich sollte nicht an einen anderen denken. Das war in der Vergangenheit.«
So verbrauchst Du Energie bei dem Versuch, gegenwärtig zu sein, indem Du darüber grübelst, wie Du möglicherweise in der Gegenwart bleiben kannst. Falls Du wirklich versuchst, Deine vergangene Situation zu vermeiden, wird es wahrschein-

lich schlimmer, denn sie verschwindet nie, so gut wie nie. Falls Du Dich am Jetzt festhältst, verausgabst Du Dich. Wenn Du Dir aber erlaubst, Dich abwechselnd zurückzuziehen, nach innen und in die Vergangenheit zu gehen, und dann wieder in das Jetzt zurückzugleiten, dann magst Du fähig sein, die unbewältigte Situation in Deiner Phantasie zu beenden. Dieses Hinübergleiten kann die Gegenwart klären, und Deine unbeendete Situation mag sich einfach auflösen. Falls sie das nicht tut, setze den Prozeß des Hin- und Hergleitens fort, bis Du die Zeit hast, allein zu sein. Viele nicht abgeschlossene Situationen können nicht im Bereich des Tatsächlichen vervollständigt werden, so daß Dir als einzige Möglichkeit die Anwendung der Phantasie bleibt. Schließe die Augen, wenn Du allein bist, erlaube Deinem Geist, sich der Situation zuzuwenden und führe sie in Deiner Phantasie zur Vollendung. Schließe die Situation geistig ab und »sage ihr auf Wiedersehen«. Manchmal ist berufsmäßige Hilfe seitens eines befähigten Therapeuten erforderlich, bevor Du eine tiefgreifend beunruhigende, unbeendete Situation vollenden kannst.

Die meisten Menschen erkennen, daß übermäßig ausgedehnter Rückzug schädlich ist. Wenn man dazu neigt, für längere Zeitabschnitte »wegzutreten«, könnte man sich gänzlich an seine Phantasie verlieren, zurückgezogen und autistisch werden. Dagegen erkennen nur wenige Leute, daß übermäßig ausgedehnter Kontakt ebenso schädlich ist; über eine lange Zeitspanne hin Kontakt aufrechtzuerhalten, ist fast unmöglich, und der Versuch, es dennoch zu tun, wird Energie aufzehren. Zu lernen, den für Dich besten Rhythmus aus Kontakt und Rückzug einzurichten, ist ein wichtiger Bestandteil der Entwicklung zu gefühlsmäßiger Selbststeuerung.

Wir können eine weitere Perspektive und unschätzbare Einsichten in die Geistesvorgänge gewinnen, indem wir kurz einige Gesichtspunkte der östlichen Philosophie betrachten. Der Osten hat seit Tausenden von Jahren die einmischenden und zerstreuenden Eigenschaften des Verstandes erkannt und

Methoden entwickelt, mit ihnen umzugehen. Und in der Tat ist eine Form des Yoga - der Raja-Yoga - ein Pfad zur Erleuchtung durch die Beherrschung des Verstandes; er ist eine Methode, um das spontane Umherstreunen des Verstandes zu bremsen. Einige dieser Erkenntnisse habe ich äußerst nützlich gefunden, um mit den Vorgängen in meinem eigenen geistigen Bewußtsein umzugehen.

Bevor ich über östliche Philosophie sprechen kann, will ich kurz abschweifen, um bestimmte grundlegende kulturelle Unterschiede zwischen der östlichen und der westlichen Weltanschauung zu klären.

Anthropologisch ausgedrückt gibt es verschiedene Arten, die Stellung des Menschen in der Welt zu verstehen. Zuerst gibt es die Anschauung vom *von der Natur beherrschten Menschen*. Ein Beispiel dafür ist der Aborigin, der australische Ureinwohner. Geschieht etwas in der Welt, so ist er dem unterworfen. Beherrschende Macht ist die Natur. Gibt es eine Überflutung, dann verlegt er sein Dorf. Sein Leben ist erfüllt von Ritualen und Aberglauben, mit denen er hofft, einen günstigen Einfluß auf eine allmächtige Naturkraft auszuüben.

Im Laufe seiner Entwicklung erreichte der Mensch die nächste Stufe... die des *Menschen als Beherrscher der Natur*. Diese Stufe wird durch den westlichen Menschen verkörpert. Wir sind an solche Formulierungen wie »des Menschen fortgesetzter Kampf mit der Natur« gewöhnt. Wir nehmen die Vorstellung nicht hin, der Natur unterworfen zu sein - wir versuchen, die Herrschaft über sie zu gewinnen. Der westliche Mensch möchte so rasch wie möglich auf einer Schnellstraße von einem Ort zum nächsten gelangen. Wenn ihm ein Berg im Weg steht, dann walzt er ihn nieder oder baut die Straße durch ihn hindurch. Wir achten wenig auf die Natur und sehen sie höchstens als etwas an, was zu unterwerfen ist.

Eine dritte Auffassung ist die vom *Menschen innerhalb der Natur* - das heißt, der Mensch wird als Teil der Natur gesehen, ähnlich wie Tiere, Felsen, Flüsse, Bäume und die ganze Erde

Teil von ihr sind. Diese östliche Philosophie setzt sich gerade im Westen zunehmend durch, weil der westliche Mensch jetzt anfängt zu erkennen, welchen Preis er in seelischer und umweltbezogener Hinsicht für seinen »Einfluß« auf die Natur bezahlt. In dieser Philosophie vom Menschen innerhalb der Natur ist der Mensch Teil der Natur; deshalb ist auch die Kenntnis des Universums im Menschen enthalten... ein Baum braucht beispielsweise nicht in der Schule ausgebildet zu werden, um zu lernen, wie er ein größerer Baum wird. Der Mensch hat ganz ähnlich dieses angeborene Wissen von sich selbst; er braucht sich nur zu erlauben, sich im Einklang mit der Natur zu entwickeln. Er muß nicht nach Erkenntnissen außerhalb von sich selbst suchen - aus dieser Sicht heraus: Du bist es; Du bist, was Du suchst.

Der wesentliche Unterschied zwischen westlicher und östlicher Philosophie ist der zwischen »Tun« und »Sein«. Wir westlichen Menschen *tun* ständig etwas. Die meisten von uns haben große Schwierigkeiten damit, einfach zu *sein*, wohingegen in der östlichen Philosophie die Betonung auf dem Sein liegt. Du bist, Du brauchst nichts zu tun.

Östliches Denken hebt hervor, daß Du bei der intellektuellen Betrachtung eines Dinges dieses als abgetrennte Wesenheit ansiehst, als etwas von Dir Abgesetztes.

Indem Du »Deinen Verstand anhältst«, kannst Du eine unmittelbare Erfahrung des Weltalls herbeiführen; Du kannst mit ihm eins sein. Daraus folgt, daß intellektuelle Selbstanalyse nur eine größere Distanz zwischen Deinem Verstand und Deinem Selbst schafft. Falls Du Deinen Verstand anhalten kannst, kannst Du unmittelbar Kenntnis Deines Selbst erlangen, und da Du eins mit dem Universum bist, unmittelbare Kenntnis des Universums. Unglücklicherweise will der Verstand nicht immer mitarbeiten und geht wieder seine eigenen Wege. Deshalb haben Philosophen des Orients Methoden entwickelt, den Verstand zu beruhigen, um sich selbst unmittelbarer zu erfahren.

Von einem westlichen Standpunkt aus kann man sich das verbale Bewußtsein als einen Computer mit Gedankenspeicherplätzen darin vorstellen. Meistens arbeitet der Verstand ohne Störungen, doch manchmal scheint er sich festzufahren - ungefähr so, als wären die Speicherchips durcheinander geraten oder als wäre die Schallplatte hängengeblieben. Diese zerkratzte Schallplatte ist Dein Grübeln. Es kann die Form einer nicht abgeschlossenen Situation annehmen, wenn es sich um die Vergangenheit handelt; es kann die Form des Vorausplanens annehmen, wenn es sich um die Zukunft dreht - beides beraubt Dich der Gegenwart, des Hier und Jetzt.
Das Gegenteil des Grübelns ist *Ruhe*. Eine Methode, um geistige Ruhe zu erreichen, liegt in der Übung der Meditation. Mehr als eine grundlegende Einführung in die Meditation liegt jenseits des Themenbogens dieses Buches. Hierzu sind aber viele gute Bücher erhältlich. Es gibt ein paar Formen der Meditation, die für uns hier besonders nützlich sind, und ich empfehle Dir, sie auszuprobieren.
Eine weit verbreitete und wirkungsvolle Form der Meditation ist die *Mantrameditation*.
Mantras waren ursprünglich Sanskritsätze mit religiöser Bedeutung - stammen also aus der indischen Ursprache -, die häufig wiederholt werden, allerdings können sie ebenso gut eine sinnfreie Wiederholung von Lauten oder Worten sein. Die Wiederholung ist das eigentlich Wichtige dabei.
Ein Yogi erzählte mir einmal eine Geschichte von dem Maharadschah, der einen talentierten Diener hatte, der fähig war, alles für ihn zu tun. Das einzige Problem bestand darin, daß der Diener fortgesetzt an der Seite seines Meisters stand und fragte: »Was kann ich jetzt tun, Meister? Was soll ich jetzt machen?« - wobei er an seinem Ärmel zupfte und weitere Aufgaben forderte. Der Diener trieb seinen Meister zum Wahnsinn. Schließlich sagte der Meister: »Ich will, daß Du losgehst und einen Turm mit sieben Stockwerken baust, und dann will ich, daß Du die Turmtreppen hinauf- und hinunterläufst,

bis ich nach Dir rufe.« Auf diese Weise sorgte der Meister für sich selbst, indem er für den Diener sorgte, der ihn zum Wahnsinn trieb... genauso wie Du für Deinen Verstand sorgen kannst, wenn er Dich zum Wahnsinn treibt. Du solltest in der Lage sein, ihn nur dann herbeizurufen, wenn Du ihn brauchst. Du benötigst sein Grübeln nicht, wenn Du gerade versuchst, Dich zu entspannen, Körperübungen zu machen oder sexuelle Lust zu genießen. Somit liegt eine Lösung für das Problem der sich immer wiederholenden Bandschlinge in Deinem Gedankencomputer darin, sozusagen den Kreislauf mit einem Mantra zu überladen, bis Dein verbales Bewußtsein allmählich, und ohne daß Du es genau merkst, nach einer Weile sehr still wird. Das einzige, was in Deinem Geist bleibt, ist das Mantra.

Es gibt verschiedene Mantras oder Sätze, die für verschiedene Zwecke und Aufgaben verwendet werden; alle zielen darauf, Dich aus Deiner inneren zwanghaften Verbundenheit mit Deinen Gedanken und Handlungen zu befreien.

Die meisten unter uns identifizieren sich mit ihren Gedanken, und wir haben Angst davor, daß *nicht zu denken* bedeuten würde, *nicht zu sein*. Sicherlich ist die westliche Kultur auf solchen Behauptungen wie der von Descartes - »Ich denke, also bin ich« - aufgebaut worden.

Ein Ziel der Meditation liegt darin, unsere starke Identifizierung mit unseren Gedanken aufzubrechen.

Ein Übung, die Dir dabei hilft, Dich aus der Identifikation mit Deiner gewohnten Art, die Welt zu sehen, zu befreien, ist diese Ideenfolge:

◯ Ich bin nicht mein Körper; ich *habe* einen Körper, aber ich bin nicht mein Körper.

◯ Ich bin nicht meine Gefühle; ich *habe* Gefühle, aber ich bin nicht meine Gefühle.

- Ich bin nicht meine Wünsche; ich *habe* Wünsche, aber sie sind nicht ich selbst.
- Ich bin nicht mein Intellekt; ich *habe* einen Intellekt, aber er ist nicht ich selbst.
- Was bin ich dann? Was bleibt, wenn ich meine Empfindungen, Gefühle, Wünsche und Gedanken ablege?
- Ich bin ein Zentrum der Wahrnehmung und des Willens und fähig, all meine seelischen Vorgänge und meinen körperlichen Leib zu meistern, zu verwenden und zu lenken.

Wenn Du Dich mit nichts anderem als mit Deinem Zentrum der Selbstwahrnehmung identifizierst, bist Du in der Lage, jeden Teil Deines Seins als für Deine Existenz zwar verfügbar, aber nicht notwendig anzuerkennen. Du wirst ein fortbestehendes ganzes Wesen bleiben; einen Augenblick lang wird alles andere vergehen. Als fortdauernde Wesenheit hast Du alles in der Hand und Du kannst es auch verändern - jeden Aspekt Deiner Gefühle, Gedanken oder Wünsche, so daß Du das Beste aus Deinem Leben machen kannst.

Auch wenn sich Dein Verstand nicht in einem Grübelmuster festgefahren hat, magst Du es manchmal schwierig finden, Dich der Erregung Deines Körpers hinzugeben. Du hältst natürlich Deinen Verstand ebenso sehr zurück wie Deinen Körper. Falls Du also Dein geistiges Bewußtsein auf etwas konzentrieren kannst, was kein neues Gedankenmuster in Gang setzt, wirst Du herausfinden, daß Dein Körper befreit wird, um seine Gefühle zu erfahren. Ein Mantra ist zu diesem Zweck sehr nützlich. Jede Lautfolge eignet sich dazu, sogar etwas wie »Kupfertabakkanne«. Auf die Worte kommt es nicht an; die *Wiederholung* ist das wesentliche dabei.

Eines meiner liebsten Mantras ist:
Aditya Hridayam Punyam Sarv Shatru Bena Shenam.
Das bedeutet: »Alles Böse weicht aus dem Leben dessen, der die Sonne im Herzen behält«.

Dieser Satz läßt sich ausgezeichnet wiederholen, wenn Du Dir nur die Zeit nimmst, ihn zu lernen. Er soll Dein viertes Chakra, das Herzzentrum, öffnen, indem er Deine Empfindungen der Liebe und des Mitgefühls anregt. (Vergleiche den Abschnitt über *Sexualität und Spiritualität*).
Ob dabei nun die östliche Verwendungsabsicht für das Mantra wirksam wird oder nicht, ist unwichtig. Falls Du es zu irgendeinem Zeitpunkt verwendest, wirst Du Dich ruhiger und in engerer Beziehung mit Deinen Empfindungen fühlen.
Wenn Du die Einzelübungen durchführst und bemerkst, daß Du grübelst und nicht in der Lage bist, eine Situation abzuschließen, rate ich Dir, Dich in Dich selbst zurückzuziehen, um Dein Zentrum aufzusuchen.
Setze Dich aufrecht hin, mit gestrecktem Rückgrat. Schließe Deine Augen und achte lediglich auf Deine Atmung, wobei Du beim Einatmen das Wort »Heben« und beim Ausatmen das Wort »Senken« verwendest; das hilft Dir dabei, Deinem Verstand etwas zu tun zu geben. Sitze bloß auf diese Weise ruhig da, wenigstens zehn Minuten, oder solange es eben dauert.
Wenn Du das beendest, wird Dein Verstand still und ruhig sein, und Du kannst weitermachen.
Sofern Dir Dein Verstand während der Übungsarbeit mit einem Partner Schwierigkeiten bereitet, könntet Ihr beide aufhören und eine Zeitlang in dieser Weise dasitzen; dies unterbricht aber manchmal den Fluß Eurer Energie und Eurer Beziehung. Geschieht das, so versuche bloß, Deine Atmung mit der Deines Partners zu koordinieren und dabei (lautlos) die Worte »Heben« und »Senken« zu verwenden, während sich Dein Bauch im Laufe der Übung hebt und senkt.
Wie ich zuvor sagte, ähnelt das geistige Bewußtsein einem riesigen aktiven Computer, der in jedem Moment unseres Wachzustandes Daten sammelt. Manchmal wird er so mit Gedanken überfüttert, daß es keinen Raum mehr für weitere zu geben scheint. An diesem Punkt ist es nötig, daß Du Deinen

Geist entleerst, Deine »Speicher« löschst und von neuem beginnst. Es gibt eine weitere Meditationsform, um dies zu erreichen:

Setze Dich - wie bei allen Formen der Meditation - in einer bequemen aufrechten Stellung auf den Fußboden, auf ein Kissen oder in einen Stuhl mit gerader Lehne, wobei es nur darauf ankommt, daß Dein Rückgrat gestreckt und senkrecht ist.
Achte jetzt lediglich so auf Deine Gedanken, als ob Du von ihnen abgesetzt wärest, als hörtest Du einer Schallplatte zu oder sähest Dir einen Film an, als wären sie nicht Teil von Dir; Du bist ein passiver Zeuge Deiner selbst.
Laß Deine Gedanken fließen, zensiere sie nicht, halte sie nicht fest.

Dabei löst Du wieder Deine Identifizierung mit Deinen Gedanken auf. Manchmal hilft es, Dir vorzustellen, daß Du bequem an einem langsam fließenden Fluß oder Strom sitzt, Deine Gedanken sind Wrackstücke und Treibgut, die an Dir vorüber- und dann weiterziehen.
Dies ist ein Prozeß des Leerens des Geistes, ein Fließenlassen der Gedanken, ohne sie zu behindern. Wenn ein Bild oder ein Gedanke zurückkehrt, dann sieh es Dir genau an, achte darauf, ob es sich um nicht abgeschlossenes Material handelt; und wenn es so ist, dann stelle Dir vor, Du legtest es im Geiste beiseite und bautest eine Wand drumherum; Du kannst später darauf zurückkommen. Jetzt ist es Zeit, Dich zu entspannen und Deinen Geist zu entleeren. Dies mag nur einen Augenblick der Konzentration erfordern, anschließend kannst Du fortfahren. Du wirst es wissen, wenn Dein Verstand aufhört zu grübeln.
Aktive Hinwendung zur Meditation ist eine sehr nützliche Übung, um Dich zu beruhigen und Deine Mitte in jeder Hinsicht Deines Lebens zu finden. Es gibt viele Denkschulen,

die dies lehren. Wenn Du Interesse hast, kannst Du den für Dich passenden Weg herausfinden.

Du magst neben dem Grübeln noch etwas anderes entdecken, wenn Du nach innen in Dein geistiges Bewußtsein gehst: Festhalten. Mit Festhalten meine ich den Versuch, jede Situation um Dich herum zu beherrschen, den Versuch, jedem Ding einen Platz zuzuweisen... wobei Du Deine Umgebung beherrschst und isolierst, damit Du alles so ablaufen lassen kannst, wie Du willst. »Ausprobierendes Vorwegnehmen« ist eine Form der Kontrolle.

Der Gegensatz zum Festhalten ist natürlich Loslassen, die Dinge so zu nehmen, wie sie kommen - spontan auf das Jetzt zu reagieren. Das ist leichter gesagt als getan, aber meine Übungen zielen darauf, Dich zu befähigen, das Loslassen zu erlernen. Während Du auf diese Weise Deine Aufmerksamkeit auf Deinen Körper und weder auf das, was Dein Partner tut, noch auf das, was um Dich herum geschieht, lenkst, wird Dir vielleicht Dein eigenes Festhalten, Deine eigene Schwierigkeit beim Loslassen bewußt werden.

Während wir mit unserem geistigen Bewußtsein festhalten, halten wir auch in unseren Körpern fest, in jenem Teil unserer Umgebung, mit dem wir am engsten in Berührung sind. Die Asanas (Übungsstellungen) des Hatha-Yoga, des Yoga des Körpers, sind Übungen im Loslassen. Ich empfehle das Studium des Hatha-Yoga als eine gute Methode, den Prozeß des Loslassens zu üben - genauso wie er Dir dabei hilft, Deinen Körper biegsam zu halten.

Da Hatha-Yoga in diesen Tagen zunehmend Anhänger findet, gibt es in den meisten Gegenden Kurse. Wo keine Kurse angeboten werden, gibt es doch sehr viele Bücher, um Dir einen Anfang zu ermöglichen.

Die dritte Erscheinung, die Leute in ihrem geistigen Bewußtsein erfahren, ist die des Abschaltens. Viele Leute sind einfach einen großen Teil der Zeit nicht in der Welt gegenwärtig. Es ist so, als wären sie Automaten. Das gilt besonders, wenn es

zu irgendeiner angsterregenden Situation kommt, wie sie Sex für viele Leute bedeutet. Abschalten ist eine Methode, Dich selbst von Deiner Erfahrung abzutrennen. Es ist möglich, diese »Nicht-Gegenwärtigkeit« chemisch zu verstärken, indem man Alkohol oder Beruhigungsmittel verwendet; sie haben häufig diese Wirkung.
Wenn Du Dich regelmäßig abschaltest und diesen Vorgang umkehren willst, dann hast Du die Möglichkeit dazu. Indem Du Deine Aufmerksamkeit auf Deine Wahrnehmung von Einzelheiten lenkst, wirklich auf das achtest, was Du gerade tust, kannst Du Dich selbst anschalten, Dich anregen.
Der östliche Ansatz zur Schulung der Aufmerksamkeit wird in jedem Zen-Kloster praktisch durchgeführt, wo es eine von Augenblick zu Augenblick reichende Disziplin über jeden Gedanken und jede Handlung gibt, die dauernde und totale Aufmerksamkeit erfordert. Wir können eine ähnliche Technik anwenden, um aufmerksam zu werden.

Fange mit der einfachen Übung an, zu Dir selbst zu sagen:

»Jetzt bin ich mir bewußt...«
und beende den Satz
»... der Farben des Raumes...
meiner Zehenspitzen...
meiner Hände...
meines Körpers...
meiner Augen...
meiner Ohren...
der Geräusche...
der Gerüche...
all meiner Sinne...«
etc.

Regelmäßige Übung wird Deine Empfindsamkeit für die Dich umgebende Gegenwart steigern. Jedesmal, wenn Du diese

Übung machst, wirst Du im Inneren und im Äußeren neue Eindrücke entdecken, derer Du Dir bewußt wirst.

○ Komme zur Welt, zum Hier und Jetzt, und sei aufmerksam.

○ Genieße Dein Leben bis zum Äußersten.

Soweit ich weiß, ist dies die einzige Gelegenheit, die Du erhältst. Dies ist - mit den Worten von Ken Kesey - »die einzige Eintrittskarte, die Du für diese Vorstellung bekommst«. Wenn Du nicht aufpaßt, wird sie verfallen.

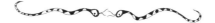

Sexualität und Spiritualität

Geistige Suche (Spiritualität) und Orgasmus sind verschiedene Ausprägungen derselben Lebenskraft. Zwischen einer tiefreligiösen Erfahrung und einem vollständigen Orgasmus besteht eine große Ähnlichkeit. Beides wird oft als »Gipfel des Erfahrbaren« bezeichnet.
Dieser Gipfel der Glückseligkeit kann auch durch andere Erfahrungen erreicht werden, wie durch das Gebären eines Kindes, das einer Frau für einen kurzen Augenblick das Gefühl des Einsseins mit dem Universum geben kann.
Es ist nicht ungewöhnlich, durch den Orgasmus aus seinem Ego oder Verstand herausgerissen und in seine Sinne hineingeschleudert zu werden. Sich selbst dem anderen in Liebe, unter vollständiger Hingabe, Aufgabe der Zweiheit und Erlangen der Verschmelzung zu geben, beschreibt die religiöse Erfahrung ebenso wie die sexuelle Vereinigung.
Die Praxis, sexuelle Begegnungen mit einem religiösen Ritual zu verbinden, um die Erleuchtung zu erreichen, hat eine Geschichte, die fast so alt ist wie der Mensch. Viele sogenannte »heidnische« Religionen schlossen sexuelle Orgien und die Phallusverehrung als Grundpfeiler ihres Rituals ein.
Die jüdisch-christliche Moral setzte solchen Aktivitäten einen gewissen Dämpfer auf und der Calvinismus merzte sie völlig aus, wodurch die Fortführung dieser Tradition nur noch sogenannten Satansverehrern überlassen blieb. Doch die Idee lebte weiter, und von Zeit zu Zeit tauchten im westlichen Christentum verschiedene »ketzerische« Sekten auf, deren Mitglieder gewöhnlich auf dem Scheiterhaufen verbrannt wurden. In neuerer Zeit noch konnte sich in einer derart frommen christlichen Gesellschaft, wie es das zaristische Rußland war,

eine Sekte insgeheim rühmen, ein so glänzendes Mitglied wie Rasputin in ihren Reihen zu haben. Wilde orgastische Lustbarkeiten wechselten sich mit inbrünstigen religiösen Zeremonien ab und brachten für die Gläubigen eine Vereinigung der Gegensätze: des Höchsten und Tiefsten.

Die psychische Energie des Körpers kann in unterschiedlicher Weise ausgedrückt oder manifestiert werden, was sowohl spirituellen als auch sexuellen Ausdruck einschließt. Diese Auffassung vom Ausdruck der Energie auf verschiedenen Ebenen ist eine Grundlehre des Yoga, besonders des »Kundalini«-Yoga, den ich hier gerne im Lichte der modernen Tiefenpsychologie erläutern möchte.

Die Yoga-Sutra ist der Grundlagentext des Yoga und ihre Lehren stammen aus einer Zeit, die Jahrhunderte vor Christus zurückliegt. Das Wort »Yoga« stammt von einer Sanskritwurzel, die mit dem englischen Wort »to yoke« (paaren) und mit dem deutschen »ein Joch bilden« zusammenhängt - zwei Dinge werden miteinander verbunden.

Was durch Yoga verbunden werden soll, ist unser Bewußtsein, unsere Alltagswahrnehmung mit der Quelle des Bewußtseins, dem Spirituellen, so daß wir eher im Einklang mit dieser Quelle des Bewußtseins leben als nur aus dem beschränkten Bewußtsein unserer Alltagswahrnehmung heraus.

Für den Yogi ist es das Ziel, sich über die Dualität von kleinlicher Liebe und Haß, von Schmerz und Lust über die Beschränktheit des Egos, des sozial konditionierten Ichs zu erheben und eine Ebene zu erreichen, von der aus das Bemitleidenswürdige und Wertlose unseres gewöhnlichen Bewußtseins sehr offensichtlich wird.

Paulus drückt dies in christlichen Begriffen aus, als er sagte: »Ich lebe nun nicht mich, sondern Christus lebt in mir.« Aus christlicher Sicht würde man zwar zögern zu sagen: »Ich bin Christus oder Gott«, aber die Yogis glauben, daß jeder von uns eine Manifestation Gottes ist. Der Yogi arbeitet eher auf die Verwirklichung seiner eigenen »Göttlichkeit« hin als darauf, eine »Beziehung« zu dem unendlichen Sein herzustellen, wie in der jüdisch-christlichen Tradition. Die Schlüsselerkenntnis im Yoga ist die Anschauung, daß *Du es bist!* (Tat twam asi). Du *bist* das göttliche Prinzip, das Du suchst.

Eine hier besonders wesentliche Vorstellung des Yoga ist die von der *Kundalini*, ein Name, der der Energie des Universums gegeben wurde, welche in uns allen auf verschiedenen Ebenen anwesend ist.

Man kann sie sich als eine Schlange vorstellen, die am unteren Ende des Rückgrats ruht. Eine Darstellung von ihr ist das Bild einer zusammengerollten Schlange, die sich selbst in den Schwanz beißt und nicht nach außen gewendet ist. Es ist das Ziel des Yogis, diese Schlange zu erwecken, um den in der Wirbelsäule aufsteigenden Energiestrom in Gang zu setzen, wobei die sechs verschiedenen psychischen Zentren - *Chakren* genannt - erweckt werden, bis sie den höchsten Punkt des Kopfes erreicht.

In jedem dieser Zentren drückt sich die ganze psychologische Struktur, die Weise, in der ein Mensch seine Energien in der ihn umgebenden Welt verwendet, unterschiedlich aus.

Mit anderen Worten: jedes Chakra ist eine Weise, in der Welt zu sein (Weltanschauung), eine eigenständige Möglichkeit, die in uns vorhandene Energie in die Welt hineinzutragen.

Der Schüler des Kundalini-Yoga versucht, den im Rückgrat aufsteigenden Energiefluß anzuregen, um die verschiedenen Zentren oder Chakren zu aktivieren. Er erreicht dies durch Meditation, Atmung (Pranayama) und Bewegung - Körper-Asanas oder -Stellungen, die stimulierend auf den aufsteigenden Energiestrom im Rückgrat wirken.

Jedem Chakra oder Zentrum ist ein passendes Bild zugeordnet; zu ihm gehören eine Farbe, ein Laut und eine ganze Atmosphäre. Die Chakren werden als sich öffnende Lotusblüten gesehen, und während der Yogi seine Energie in diese Zentren leitet, beginnen diese, in seinem Körper zu kribbeln. Es ist bemerkenswert, daß die einzelnen Chakren nahezu mit den

Nervenzentren (Neuroplexen) der westlichen Physiologie übereinstimmen. Die Bereiche des Spirituellen und Physischen sind im östlichen Denken so eng aufeinander bezogen, daß man sie kaum voneinander trennen kann. Für den Orientalen sind die seelische und die körperliche Seinsweise zwei Manifestationen derselben Sache. Es besteht kein Unterschied zwischen beiden.

Das erste Chakra ist das *Muladhara-Chakra*, es befindet sich am unteren Ende des Rückgrats. Es ist das Wurzel- oder Grund-Chakra. Ein Mensch, dessen Energie hier gefesselt ist, führt so etwas wie eine festgeklammerte Existenz - er bewegt sich nicht in die Welt hinaus. Das entsprechende Bild ist die Schlange, die sich in ihren Schwanz beißt. Es gibt keine Freude, es gibt kein Streben nach Lebenslust. Es gibt nur ein bloßes Festhalten am Leben.

Ich hörte einmal, wie Joseph Campbell, ein hervorragender Kenner der Mythologie, diesen Zustand in Begriffen der Drachenwelt beschrieb. Er sagte, daß Drachen eine seltsame Aufgabe haben. Sie neigen dazu, Dinge zu bewachen und die Dinge, die sie bewachen, sind Gold und schöne Mädchen. Sie können weder mit dem einen noch mit dem anderen etwas anfangen, sie klammern sich nur an sie.

So verhält sich Kundalini oder ihre psychische Energie auf dieser ersten Stufe und damit stimmt überein, wie manche Leute ihr ganzes Leben lang sind. Sie werden nicht »aufgeben« und das Leben genießen - sie klammern sich bloß an und existieren.

Das zweite Zentrum liegt an den Genitalien.

Es ist das *Svadisthana-Chakra*. Dies ist der bevorzugte Zufluchtsort der Kundalini, der Lebensenergie. Hier hat die ganze Existenz im Leben eines Menschen ihren Mittelpunkt in der Sexualität. Umgekehrt deutet man seine gesamte Existenz in Begriffen der Sexualenergie. Das ist das »Freudsche« Chakra - die Vorstellung vom Menschen als grundlegend erotisch. Interessanterweise befreien sich in der Therapie, wenn man

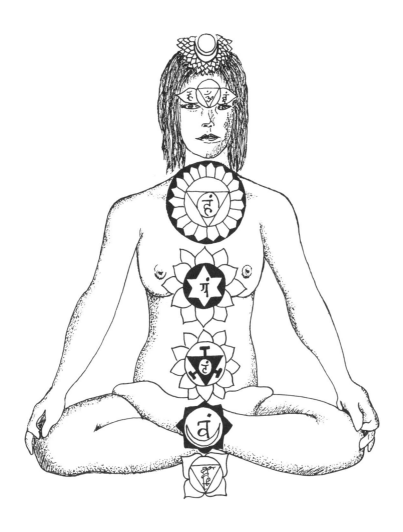

anfängt, lebendig zu werden, sich loszulassen und zu bewegen, die sexuellen Wünsche und die sexuelle Energie in vielen Fällen zuerst.

Die nächste Stufe, das nächste Chakra, ist das *Manipuraka-Chakra*. Es liegt in Nabelhöhe, am Solarplexus (Sonnengeflecht). Hier ist die Energie auf Macht gerichtet - darauf, Dinge in das Selbst aufzunehmen, sie einzunehmen. Das ist der Bereich der Psychologie Adlers und der Philosophie Nietzsches. Auf dieser Ebene besteht das Hauptziel des Lebens darin, an der Spitze zu sein, alles in der Hand zu haben, sich einzuverleiben, zu konsumieren, Macht zu gewinnen, ein Gewinner zu sein. Einige Politiker sind hervorragende Beispiele für das Leben auf dieser Stufe.

Diese ersten drei Chakren sind typisch für die Art und Weise, in der die meisten von uns in der Welt leben. Wir verkörpern verschiedene Formen dieser Chakren zu verschiedenen Zeiten, obgleich es auch möglich ist, mit nur einem Energiebrennpunkt steckenzubleiben. Dies sind dann die hauptsächlichen Verwendungsweisen für die Lebensenergie des Menschen. Die Art, in der wir diese Energiezentren, Seinsweisen oder Weltanschauungen beherrschen, ist bestimmt durch soziale Gebräuche und Gesetze.

Die nächsten drei Chakren sind die spirituellen Chakren. Das erste dieser drei ist das *Anahata-Chakra*. Es liegt im Herzzentrum und ist das Chakra der Liebe. Es ist auch das Chakra der Verwandlung, des »Zusammenkommens«, oder des Verlustes der Dualität.

An diesem Punkt vereinigen sich die Gegensätze - Verlangen und Angriffslust, Entsetzen und Furcht werden ausgelöscht. Der Grund dafür ist, daß an diesem Punkt ein Verlust des Sinns für ein abgetrenntes Ego eintritt, eine Aufgabe der Selbstsucht. Man handelt ohne einen Gedanken an das Selbst, jedoch mit Liebe. Das zentrale Thema in der Psychologie von Jung ist diese Vereinigung der Gegensätze mit den geistigen Ursprüngen des Menschen. Wenn wir Zuneigung, Liebe und

Wärme für jemanden empfinden, ist es interessant, daß wir nach ihm die Hände ausstrecken und ihn an unsere Brust drücken wollen; wenn wir von diesem Chakra ausgehend handeln, ist unsere Art, in der Welt zu sein, eine des liebevollen Ausstreckens und Zuwendens.

Das nächste Chakra ist das *Visuddha*. Dies ist das Chakra direkt im Grunde des Schlundes, am Kehlkopf. In diesem Chakra ist die Energie des Menschen darauf gerichtet, die Verdunkelungen der niedrigeren Chakren auf der Reise zu höherer Geistigkeit reinigend aufzulösen und direkt zum inneren Licht zu kommen, indem sich der Mensch auf den inneren Klang Gottes einstimmt. Dies ist die Ebene des Mönches, des Sich-nach-innen-Kehrens. Hier vollzieht sich die Erziehung zur geistigen Ebene, indem man sich aus der äußeren Welt herausbewegt und sich der inneren Welt zuwendet. Hier ist die Energie geistig nach innen gerichtet, um dem Bewußtsein den Schritt zur nächsthöheren Ebene zu erleichtern.

Das sechste Chakra ist *Ajnna*. Es befindet sich zwischen den Augenbrauen im sogenannten »dritten Auge«. Es ist der Sitz der geistigen Macht und Erkenntnis, die höchste Sphäre innerer Autorität, die Du erreichen kannst. Wenn die Energie oder Schlange hier angekommen ist, hast Du den Punkt erreicht, von dem aus Du das Bildnis der Welt Gottes erblicken kannst. Dies ist das Königreich des Himmels und der Glückseligkeit auf Erden.

Das letzte Chakra ist das *Sahasrara*, das sich am höchsten Punkt des Kopfes befindet. Hier hat man alle Gegensatzpaare hinter sich gelassen und ist eins mit Gott.

Es wurden sehr viele Texte über die Chakren geschrieben. Sir John Woodroffs *The Serpent Power (Die Kraft der Schlange)* ist ein sehr maßgebender Text des Kundalini-Yoga.
Ich habe eine kurze Beschreibung einer Methode gegeben, die in Begriffe zu fassen sucht, wie die in uns vorhandene

Energie auf verschiedene Art in die Welt hinein ausgedrückt werden kann. Diese Betrachtungsweise von Körperlichkeit und geistiger Suche läßt uns ein wenig verstehen, wie Sexualität und Spiritualität zusammentreffen, wobei Sexualität nur eine der Ausdrucksformen der Kraft der reinen Lebensenergie ist.

Wenn diese Kraft oder Macht in Dir wirksam wird, kann sie sich auf viele Arten äußern: sexueller Ausdruck ist eine Möglichkeit, spiritueller Ausdruck eine andere. Du kannst beide als Formen der gleichen Kraft sehen. Ich habe diese den Yogis eigene Betrachtungsweise der Energie als äußerst hilfreich empfunden, um die unterschiedlichen Seinsweisen der Menschen und die verschiedenen psychologischen Theorien zu verstehen.

Eine weitere Form des Yoga, die hier besonders bedeutsam ist, ist Tantra, der Yoga der Sexualität. Im *Tantra-Yoga* ist es das Ziel des Yogis, die Vereinigung mit Gott durch sexuelle Vereinigung zu erreichen. Eine kurze Zusammenfassung des tantrischen Rituals mag Dir eine gewisse Vorstellung geben, wie das erreicht wird.

Der weibliche Partner spielt die Rolle der »göttlichen Frau«. Sie wird *Shakti* selbst, das universelle passive Prinzip. Sie ist das vollständige Sein - jene zarte Musik, die, richtig gebraucht, zur Befreiung führt. Der Mann wird zum *Shiva*, dem männlichen Prinzip. In der Vereinigung mit Shakti erfährt der Yogi die Einheit und genießt die höchste Seligkeit. Diese Vereinigung wird nicht leicht vollbracht, denn der Mann darf niemals einen Samenerguß haben, weil er andernfalls, so glaubt der Yogi, all seine angesammelte Energie verliert. Deshalb muß sich der Yogi vorbereiten und drei Hauptstufen der Selbstbeherrschung meistern: Herrschaft über die Gedanken, über den Atem und den Samen. Diese Vorbereitungsübungen für die sexuelle Vereinigung reichen für jeden aus, um Geist und Körper spirituell zu erheben. Das göttliche Ritual des Tantra-

Yoga ist lang und kompliziert, was jedoch im Wesen geschieht, ist dies: der Shiva, der Mann, läßt sich zusammen mit der Frau, der Shakti, nieder. Shakti kann des Mannes Ehefrau oder eine andere Frau sein, jede Frau ist die lebende Verkörperung Shaktis. Jeder nähert sich dem Ritual durch Meditation und Vorbereitung; die Vorbereitung ist Teil des Rituals, und es gibt eine Reihe von Stufen in diesem Ritual - von der Körperreinigung bis zum Trinken von Wein und einer Mahlzeit aus Fleisch oder Fisch.

Darauf folgt ein gegenseitiges Berühren der Partner an verschiedenen Stellen der Körper, während sie ein Mantra singen. Das abschließende Ritual ist die Vereinigung von Mann und Frau. Die Partner sitzen Angesicht zu Angesicht; sie atmen im Einklang, wobei sie während der Ausatmung einen Laut oder eine Schwingung erzeugen.

Sie konzentrieren sich auf das Mulahara-Chakra im Bereich des unteren Endes des Rückgrats. Wenn sie fühlen, daß sich die Energie auszubreiten beginnt (das Aufsteigen der Kundalini), ziehen sie die Energie durch das Rückgrat hinauf und senden sie zu ihrem Partner.

Nach einer Weile zieht der Mann, wenn er fühlt, daß sein Energiefluß groß genug ist, die Shakti, die Frau, auf seinen Schoß, während sie ihre Beine um ihn schlingt und ihre Arme um seinen Nacken legt. Sie zieht den Penis des Mannes in ihre Vagina und sie sind vereinigt. Sie verbleiben bewegungslos. Sie vereinigen ihre Augen und ihren Geist. Sie atmen im Einklang, sie führen ihre Stirn zusammen und ihre Augen verschmelzen zu einem, genau wie ihr geistiges Bewußtsein. Vielleicht hast Du einmal orientalische Statuen gesehen, die diese Szene festhalten.

Das ist im allgemeinen der Ablauf, aber er kann von einem Schüler zum anderen variieren. Das Hauptaugenmerk liegt auf der seelischen oder spirituellen Spannung, nicht auf dem Geschlechtsakt. Der tantrische Ritus übt die Beteiligten darin, eine der mächtigsten körperlichen Kräfte - die Sexualenergie

- einzusetzen, um einen höheren Bewußtseinszustand zu erreichen, in dem das persönliche Ego transzendiert, überschritten wird.

Andererseits haben im Gegensatz zu den Religionen, die Sex befürworten, viele Religionen in der östlichen und westlichen Welt sexuelle Enthaltsamkeit für den spirituellen Pfad empfohlen. Nach dieser Vorstellung soll so Energie, die gewöhnlich in der geschlechtlichen Vereinigung verbraucht würde, bewahrt und für höhere Verwendung verfügbar werden - für die seelische Vereinigung mit Gott. Die Annahme, daß ein spirituelles Hoch zu erreichen wäre, indem man sich sexuelle Lust versagt, mag einige Kirchen dazu veranlaßt haben, von ihren Priestern sexuelle Abstinenz zu verlangen.

Ich vermute, wenn man sich mehr auf das Geistige einstimmt, wenn die psychische Energie sich deutlicher in den höheren Chakren zeigt, wird die Sexualität weniger wichtig - wie jedes Verlangen. Es gibt bestimmte Stufen zum spirituellen Leben, und wenn ein Stadium durchschritten ist, ist seine »Aufladung« aufgelöst, und man geht automatisch zur nächsten Stufe über. Sofern jemand versucht, den Prozeß zu beschleunigen, Stufen zu überspringen, nützt das wenig, denn die unvollendeten Phasen, wie zum Beispiel die Sexualität, behalten dennoch ihre Anziehungskraft.

Der Eingeweihte verausgabt dann viel Zeit und Energie beim Versuch der Unterdrückung seiner sexuellen Wünsche. Meditation und Gebete werden laufend durch sexuelle Gedanken und Phantasien unterbrochen. Die Anhänger sehr vergeistigter Männer haben festgestellt, daß ihre Meister oder Gurus kein Geschlechtsleben wollten oder brauchten. Wenn die höheren geistigen Zentren jene Energie verwenden können, tritt sexuelle Enthaltsamkeit ganz natürlich, ohne Anstrengung, ein. Ist jemand bereit, etwas aufzugeben - Sex, Macht, was auch immer -, dann erfordert das Aufgeben keine Energie.

Ich rate jedoch weder irgend jemandem, Sex aufzugeben, noch habe ich vor, dies selbst zu tun. Ganz im Gegenteil ist es meine Ansicht, daß Sexualität ein wichtiger Ausdruck der Lebensenergie und auch eine mögliche Quelle großer Seligkeit in einer die eigene Person überschreitenden Erfahrung ist. Außerdem macht sie Spaß. Ich stimme nicht mit der Philosophie der Selbstkasteiung überein.

Außerdem:

○ Du kannst nur da sein, wo Du gerade bist.

Und während Du da bist, kannst Du auch genausogut das Beste daraus machen. Da sich die große Mehrheit von uns nicht auf jener selten erreichten, vergeistigten Ebene befindet, auf welcher Verlangen von uns abfällt wie ein überflüssiges Gewand, sind wir noch sehr intensiv im Besitz unsere Sexualtriebe, um unsere Energie bis zu einem hohen Grad der Lebendigkeit anzuregen. Ich hoffe, daß Dir dieses Buch dabei helfen wird, genau das zu erfahren.

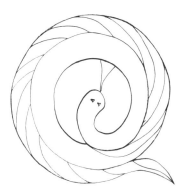

Wie dieses Buch entstand

Ich denke, daß ich fühlte, etwas Wertvolles und Nützliches zu wissen, das jemand anders nicht wußte, und ich wollte diese Information an möglichst viele Leute weitergeben.
Mein Hintergrund mag etwas gespalten erscheinen, aber für mich hat es sich ganz angenehm zusammengefügt. An der Universität studierte ich im Hauptfach Psychologie und im Nebenfach Zahnmedizin. Ich war an Menschen interessiert, und meine Eltern wollten, daß ich einen Beruf ergriff. Es fiel mir leicht, Dinge zu tun, die ein feines Zusammenwirken meiner Hände erforderten und so schien mir Zahnheilkunde naheliegend.
Ich bewarb mich - oder vielmehr tat es meine Mutter für mich - an einer Hochschule für Zahnmedizin und wurde angenommen. Während dieser Zeit fand ich heraus, daß ich die mechanischen Seiten der Zahnmedizin gut ausführen konnte, dachte aber weiterhin darüber nach, was wirklich einen erfolgreichen Zahnarzt ausmacht und welche Aspekte der menschlichen Natur dabei einbezogen sind - wie schwierig es zum Beispiel für einige Leute ist, zum Zahnarzt zu gehen. Ich fand mich zunehmend mit dem Patienten beschäftigt - wie kann man die Behandlung für ihn angenehmer machen, wodurch kann man die Atmosphäre im Behandlungsraum verbessern und so weiter.
Nachdem ich die Ausbildung zum Zahnarzt abgeschlossen hatte, ging ich für zwei Jahre zur Air Force (Luftwaffe).
Nach Beendigung meines Wehrdienstes kehrte ich wegen eines Doktorandenkurses über Psychologie in der Zahnmedizin an die Universität von Kalifornien zurück - der erste Kurs, von dem ich gehört hatte, der sich mit den psychologischen

Aspekten der Zahnmedizin auseinandersetzte. Ich traf dort Lauren Borland, der Doktor der Psychologie und zugleich Zahnarzt war. Er gab mir den Anstoß, an die - der Universität von Kalifornien angeschlossene - Hochschule für Zahnmedizin zurückzugehen, um zu lehren und zu forschen.
Ich eröffnete eine Zahnarztpraxis und verbrachte einen Teil der Zeit damit, an der Universität von Kalifornien und an der *University of Pacific Dental School* zu lehren. Ich forschte auch viel und nahm an Doktorandenseminaren teil, so daß ich schließlich ebensoviel über Psychologie lernte wie über Zahnbehandlung. Ich beschäftigte mich vor allem mit Leuten, die Angst hatten, zum Zahnarzt zu gehen und mit Leuten, die hysterische Symptome hatten. Ich war bereit und gewillt, mich aller Probleme der Zahnarztpatienten anzunehmen.
Mir wurde geraten, falls ich im wissenschaftlichen Bereich bleiben wollte, nochmal an die Hochschule zu gehen und ein paar weitere akademische Grade zu erwerben. Also ging ich zurück, um mein Diplom in Psychologie zu machen. Ich unterrichtete Studenten der Hochschule für Zahnmedizin in Psychologie und wurde dort Leiter der Beratungsstelle.
Zur gleichen Zeit begann ich, an Gruppensitzungen teilzunehmen und meine Einsichten in meine eigene Person zu vertiefen, was eine private Langzeittherapie einschloß. Während ich mich mehr und mehr in Zweierbeziehungen verwickelte, begann ich mich andrerseits etwas freier zu fühlen. Zuvor war ich sehr zwanghaft und »hibbelig«.
Das Esalen-Institut für humanistische Psychologie hatte in dieser Zeit gerade zu arbeiten angefangen, und ich wurde neugierig auf die diversen Encounter-(Begegnungs-)Gruppen.
Ich begann einzusehen, wie unzulänglich meine ganze Ausbildung für die Gruppenarbeit war. Deshalb nahm ich an einem Programm in Big Sur mit Bob Hall und Fritz Perls teil, das sich als sehr einschneidend für mein weiteres Leben erwies. Bob wurde später mein wichtigster Lehrer der Gestalttherapie. Ich arbeitete so ungefähr drei Jahre als Mitglied

seiner Gruppe und wurde dann sein Assistent. Ich ging auch für eine weitere zweijährige Ausbildung an das Institut für Gestalttherapie in San Francisco - so nahm ich »Gestalt« an. Ich vervollständigte meine Ausbildung als Therapeut, indem ich zur Hochschule zurückwechselte und einen Doktortitel der klinischen Psychologie erwarb. Dies gibt wohl ungefähr einen Überblick über meinen beruflichen Weg.
Nun, wie kam ich dazu, das Buch zu schreiben? Ich war etwa zehn Jahre verheiratet und begann, mich zu wundern: Kann Sex etwa besser sein? Ich hatte keine großen Probleme, und es schien, als ob alles gut für mich wäre, aber wie konnte ich das beurteilen - ich wollte weitersuchen.
So sprach ich in der Therapie und auch mit anderen Leuten darüber, aber keiner schien eine passende Antwort zu haben. Wenn Du ein Sexproblem hättest, gäbe es eine Menge Adressen, die Du, um Hilfe zu bekommen, aufsuchen könntest, doch wenn alles o.k. ist, sagen die Leute: »Nun, es fehlt Dir nichts - es ist alles in Ordnung bei Dir.«
Ich begann, neue Methoden zu studieren und auszuprobieren, um doch noch etwas zu verbessern: Ich wußte nicht einmal, ob es überhaupt möglich war; ich hatte keine Vorstellung, nur den Schimmer einer Ahnung.
Ich arbeitete mit Alexander Lowen bei einem Workshop in Big Sur und fühlte, daß er einen ausgezeichneten Zugang zur Theorie der sexuellen Lebensenergie hatte. Ich war bereit für seinen Ansatz, weil ich durch das Hatha-Yoga schon in die »Energie-Vorstellungen« eingestiegen war und durch Yoga-Meditation zu erfassen begonnen hatte, wieviel Energie es im Körper gibt und wie sie beherrscht und zum größten Vorteil verwendet werden kann - ich übernahm allerdings nicht die gesamte östliche »Reiseanleitung«, die sexuellen Energien abzuschalten. Lowen und die Reichsche Therapie schienen jedenfalls einige Antworten, die ich suchte, anbieten könnten. Ich hatte Gelegenheit, mit Ann Halprin, die gerade bei mir in zahnärztlicher Behandlung war, über meine Studien zu

sprechen, die die Therapie der Gesichtsausdrücke betrafen - den Gegenstand meiner Doktorarbeit in Psychologie. Als Tänzerin war sie sehr interessiert, diese Therapie selbst zu erfahren und wollte mich dafür in Bewegung unterrichten. Ich sprach mit ihr über eine Blockierung des Beckens, die ich zu haben schien - ich bewegte mich im Becken nicht. Ich wollte bei ihr ein paar Stunden an meiner Bewegung und Atem arbeiten, und sie wollte ein paar Stunden bei mir eine Gesichtstherapie machen.

Dabei lernte ich eine Menge, indem ich die Theorie der Bioenergetik (Lebensenergie), Yoga und Anns Erkenntnisse zusammenfügte. Ich stellte fest, daß ich Sex viel intensiver genießen konnte, wenn ich richtig atmete und auf meine Bewegungen achtete. In der Tat war es eine phantastische Verbesserung!

Während dieser Zeit leitete ich Gruppen in Big Sur und sprach mit einigen über meine Erfahrungen. Die Teilnehmer fragten nach den Übungen. So bot ich den Interessierten an, zu zeigen, was Ann mich gelehrt hatte und was ich selbst aus anderen Gebieten hinzugefügt hatte.

Die Ergebnisse waren verblüffend, die Leute wurden ekstatisch - sie sagten: »Es hat mein ganzes Sexualleben verändert... ich hatte keine Vorstellung, daß es so phantastisch sein könnte« und so weiter. So begann ich, den Leuten als regulären Teil meiner Workshops zu zeigen, wie sie einige der Übungen durchführen können. Ich arbeitete hauptsächlich mit beruflich Interessierten, praktischen Ärzten, Zahnärzten, Krankenschwestern und ihren Beziehungen zu anderen.

Das Problem war, daß ich als »der Zahnarzt, der Sex lehrt« bekannt wurde. Ich fand, daß dies von meiner Arbeit ablenkte und hörte deshalb damit auf. Ich setzte diese Übungen zusammen mit meinen Yogaübungen für mich selbst fort, da ich sie als sehr energiefreisetzend empfand.

Im Laufe der Zeit schien sich alles zusammenzufügen. Ich nahm an Dr. Stones Kursus der »Polaritäts-Therapie« teil. Ich praktizierte »Strukturelle Integration« (Rolfing) und begann mit der Ausbildung in Reichs Therapie. Dann traf ich Dr. Feldenkrais und studierte kurz seine Arbeit mit Atmung und Bewegung. Diese Ansammlung von vielem mischte sich neu und kreierte das, worum es in diesem Buch geht.

Ein Freund von mir, George Downing, hatte gerade »Das Massagebuch« geschrieben. Er studierte am Institut, um Gestalttherapeut zu werden, und während dieser Zeit war ich sein Lehrer. Er gab mir als ein Geschenk eine Ausgabe seines Buches. Als ich es sah, kommentierte ich es ihm gegenüber: »George, das ist wirklich ein herrliches Buch. Schade, daß ich es nicht geschrieben habe.« Er erwiderte: »Der Unterschied zwischen uns ist, daß *Du* Dir nicht die Mühe machtest; *ich* dagegen doch!« Also antwortete ich: »Gut, verdammt, ich werde auch ein Buch schreiben!« Und er reagierte: »Großartig, ich werde Dich meinem Verleger vorstellen.«

An diesem Abend ging ich nach Hause und unterhielt mich mit meiner Frau Pat und unseren Freunden Bob und Julie Crockett, als wir in unserer Sauna zusammensaßen: Ich sagte: »Ich werde ein Buch schreiben.« Und sie sagten: »Na klar.« Also sprachen wir über die verschiedenen Gebiete, über die ich gut Bescheid wußte.

Ich hatte schon daran gedacht, einen Leitfaden über die Psychologie in der Zahnmedizin zu schreiben, aber da gab es auch noch eine Menge weiterer Möglichkeiten, die sich weiterverfolgen ließen. Nichts davon schien mich wirklich zu reizen - meine Energie lief in keine dieser Richtungen, ich fühlte mich nicht danach. Jemand sagte: »Das Einzige, was sich wirklich verkaufen läßt, ist etwas über Sex.«

Sie fragten mich, ob ich irgend etwas über Sex wüßte, und ich sagte, daß ich Sex früher gelehrt hatte - und plötzlich erkannte ich, daß es das war, wovon das Buch handeln sollte. Ich schrieb das Buch über die Übungen und die Bewegungen durchgängig aus einer körperlichen Perspektive. Es wurde mir im weiteren Verlauf klar, daß eine sexuelle Beziehung soviel mehr umfaßt; es ist die Beziehung, die zählt. Deshalb begann ich, Themenbereiche zu erforschen, die ich in anderen Büchern nicht hatte finden können, zum Beispiel Religion und Sexualität. Ich wurde auf den spirituellen Weg gezogen, aber der Teil, der forderte »hör auf mit allem Sexuellen«, paßte nicht für mich. Und die Reichsche Ansicht, daß der Orgasmus das Großartigste überhaupt ist, schien mir auch ein wenig kurz zu greifen.

Bei der Erforschung der wirklichen körperlichen Abläufe des Orgasmus fand ich heraus, daß überhaupt sehr wenige Leute über das, was vorgeht, in Begriffen sprechen, die ihren gesamten Körper einbeziehen. Gewöhnlich werden bloß die Geschlechtsorgane hervorgehoben.

Als ich heranging, das Buch zu schreiben, erkannte ich, daß ich wirklich etwas tun konnte, um Menschen zu helfen, so daß sie sich nicht abmühen mußten, nach Antworten zu suchen, wie ich es tat - über eine Periode von sieben Jahren. Vielleicht konnte ich es für sie zusammenfassen. Das war der Grund, der das Buch für mich wichtig machte, so wurde es ein Projekt, das darüber hinausging, bloß jemanden zu lehren, einen besseren Orgasmus zu haben.

Ich bin immer noch Lehrer für beruflich interessierte Leute; ich leiste außerdem noch psychologischen Beratungsdienst und gehe in Büros, um an Personalproblemen zu arbeiten. Den Rest meiner Zeit teile ich auf zwischen meiner privaten Zahnarztpraxis, meiner Arbeit mit Privatpatienten und mit Gruppen als klinischer Psychologe. In der Therapie bevorzuge ich, mit Leuten zu arbeiten, die gesund sind. Ich bin kein »Sextherapeut«, der sich mit Leuten beschäftigt, die schwerwiegende sexuelle Probleme haben; es gibt Sexualkliniken im ganzen Land, an die Leute mit ernsthaften Erkrankungen verwiesen werden können. Ich bin mehr daran interessiert, mit Paaren zu arbeiten, mit Leuten, die daran interessiert sind zu wachsen und die Sexualität als eine wichtige Erweiterung ihres Wachstums ansehen.

Literaturauswahl

Der Weg der neuen Liebenden

Eros und Ekstase von Marcus Wawerzonnek - Protokolle und Erfahrungen lustbetonter Sexualität. (Hoffmann u. Campe)

Die Erweckung des inneren Geliebten von Julie Henderson - Ein praktisches Arbeitsbuch der Energielenkung allein und zu zweit. (Ansata)

Lebendige Sexualität von Christopher Scott Kilham - Energie für die Liebe. Mit praktischen Anregungen. (Integral)

Sex mit Seele von Christine Unseld-Baumanns - Mit Lust leben und lieben. Entdeckungsreise ins Reich der Sinne. (Peter Erd)

Lebendige Beziehungen von Frank Natale. Die 20 Qualitäten der Liebe. (Simon + Leutner)

Liebe, Sex und Dein Herz von Alexander Lowen. Das Herz ist "nicht bloß das Symbol der Liebe" - Liebe und Sexualität sind wichtig für ein gesundes Herz. (Kösel)

Tantra und Tao - Lieben als Kunst

Tantra - Weg der Ekstase von Margo Anand Naslednikov. Erfolgsbuch, das erstmals Tantra einem großen Publikum zugänglich machte. (Simon + Leutner)

Feuer der Sinnlichkeit - Licht des Herzens von Sunito M. Plesse und Bijo St. Clair - Tantrische Selbsterfahrung für Einzelne und Paare. (Edition 2000/Aurum)

Das Große Buch des Tantra von Nik Douglas und Penny Slinger - Sexuelle Geheimnisse und die Alchemie der Ekstase. Mit 600 Abbildungen. (Sphinx)

Tantra Asana von Ajit Mookerjee - Ein Weg zur Selbstverwirklichung. (Schroll, Basel)

Tantra - Die Kunst bewußten Liebens von Charles und Caroline Muir. (Ariston)

Tantra oder Die Kunst der sexuellen Ekstase von Margo Anand. Handbuch, das "als erotische Liebesschule dient und das eine höhere spirituelle Erlebnisdimension für Sexualität und Erotik eröffnet." (Goldmann)

Tao Yoga der Liebe von Mantak Chia - Der geheime Weg zur unvergänglichen Liebeskraft. (Ansata)

Aber die Liebe ... von Karin Petersen. Über Freiheit und Angst, Sex und Begehren und so vieles mehr. (Simon + Leutner)

Im *Transform Verlag Oldenburg* ist ein weiteres Buch von J.L. Rosenberg erschienen, auf das wir hier besonders hinweisen möchten:

Jack Lee Rosenberg
Körper, Selbst & Seele
Ein Weg zur Integration

Rosenberg beschreibt in seinem neuen Buch eine faszinierende neue Körperpsychotherapie, die sowohl kognitive als auch somatische und spirituelle Wege zu einer umfassenden Gesundheit aufzeigt.
Sein kreativer Ansatz, Körperspannungen zu lösen, lange zurückgehaltene Gefühle zu befreien und hiermit geistig-seelische und physische Gesundheit zu erzielen, repräsentiert eine ganz besondere Integration zahlreicher therapeutischer Disziplinen.
Es ist eine ideale Ergänzung zu dem vorliegenden Übungsbuch, da in Körper, Selbst & Seele der theoretische Hintergrund zu den Übungen dargestellt wird.
416 Seiten, 37 Abb., ISBN 3-926692-12-X

Wer Interesse an der aktuellen Arbeit Jack Lee Rosenbergs hat, möge sich bitte an folgende Adresse wenden:

Rosenberg Integrative Körperpsychotherapie (IBP)
Dr. med. Markus Fischer
Bergstr. 3
CH-8044 Zürich
Tel/Fax 01-251 85 60

Simon + Leutner

Acid Test
Hommage à Albert
50 Jahre LSD-Erfahrung,
eine Horoskop-Vertonung, (CD)

Samuel Avital
Mimenspiel
Die Kunst der Körpersprache

Roland Bäurle
Körpertypen
Vom Typentrauma
zum Traumtypen

R. Bahro, A. Holl u.a.
Radikalität im Heiligenschein

Hilde Beck-Avellis
Fibel des autogenen Trainings
Für Einführungskurse

Inge Biermann
AtemWege
Atemarbeit nach Langenbeck

Hautnah
Erfahrungen aus der Atemarbeit

Hans Cousto
Die Oktave
Das Urgesetz der Harmonie

Klänge Bilder Welten
Musik im Einklang mit der Natur

Orpheus Handbuch
Die Rhythmen der Erde

Encu
Der kosmische Clown
Eine unterhaltsame Einführung
in die Astrologie

Fritz Dobretzberger
Farbmusik
Eine kombinierte Farben-
und Musiklehre

Hans-Curt Flemming
Sprünge
Gedichte und Geschichten

Suchbilder
Gedichte und Photographien

Ein Zettel an meiner Tür
Gedichte

Annäherung
Gedichte

**Blätter vom
fliegenden Märchenbuch**
Geschichten für Kinder

Eluan Ghazal
Der heilige Tanz
Orientalischer Tanz
und sakrale Erotik

Ulrich Gressieker
Vaterschaft
oder wie ich schwanger wurde

Hartmut Müller
Heile Deine Gedanken
Das Mind-Clearing-Buch

Spiel Tarot - Spiel Leben
Schule des intuitiven Tarot

Christa Muths
**Heilen mit Farben,
Bildern und Symbolen**
Das große Buch der Heilübungen

Margo Naslednikov
Tantra - Weg der Ekstase
Die Sexualität des
neuen Menschen

Frank Natale
**Trance Dance -
der Tanz des Lebens**
Rituale und Erfahrungen

**Trance Dance -
The Breath of Fire**
Hochenergetische
Trancetanzmusik (CD)

Trance Dance - Spirit Animal
Trancetanzmusik
Die Evolution des Lebens (CD)

Lebendige Beziehungen
Die 20 Qualitäten der Liebe

Petra Niehaus
Astrokalender
Sternenlichter

Karin Petersen
Aber die Liebe
... nicht Anfang noch Ende sie
kennt

Herbstzeitlose
Eine tantrische Liebesgeschichte

Jack Lee Rosenberg
Orgasmus

Barbara Schermer
Astrologie live!
Erfahrbare Astrologie
und Astrodrama

Steve Schroyder
Klänge Bilder Welten
Die Rhythmen der Erde (2 CD)

Sun - Spirit of Cheops
Sonnenton-Musik
nach den Prinzipien der
Kosmischen Oktave (CD/MC)

John Selby
Wieder klar sehen
Zur Heilung von Kurzsichtigkeit

Franz Simon
Flirt mit der Negativität
Eine ehrliche Konfrontation

**Wie man den
Zufall manipuliert**
Magie im Alltag

Penny Slinger und Nick Douglas
**Das geheime
Dakini Orakel Buch**

Hal & Sidra Stone
**Wenn zwei sich
zu sehr trennen**
Bindungsmuster durchschauen -
Lust, Nähe und Vertrauen
wiedergewinnen

Klausbernd Vollmar,
Martin Haeusler
**Der letzte Schrei
aus dem Jenseits**
Über Channeling und Lichtarbeit

Hellmut Wolf
Creation Dance Tantra
Hören - Tanzen - Meditieren (CD)

○ Bestellen Sie unser Gesamtprogramm, kostenlos und unverbindlich bei:
Simon + Leutner, Oranienstr. 24, 10999 Berlin